Marianne E. Meyer
Spirulina
Wundernahrung der Zukunft
Unglaubliche Heilerfolge mit der blaugrünen Alge

AF287645

Selbstverlag
Michelstadt

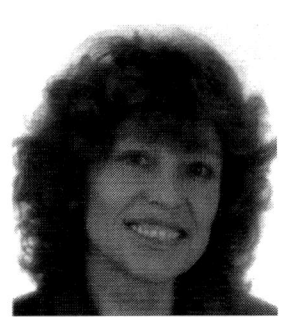

Dr. phil. Marianne E. Meyer ist gebürtige Odenwälderin, Jahrgang 1949, einstmals Arzthelfern, später Studien an der Fachhochschule für Sozialpädagogik und an der Johann - Wolfgang - Goethe - Universität Schwerpunkt Familientherapie), Promotionsstudium in Gerontologie - „Universität des Dritten Lebensalters". 1986 übersiedelte die Autorin in die USA und arbeitete mehrere Jahre freiwillig in der von Louise Hay gegründeten AIDS-Hilfegruppe in West Hollywood. 1995 Promotion am *American Holistic College of Nutrition* mit dem Schwerpunkt Immunabwehr und Spirulina.
Seit 1997 Autorin.

Bisher beim *Windpferd Verlag* erschienene Titel:

„Spirulina – das blaugrüne Wunder"
„Sonnenkraft mit dem blaugrünen Lichtträger Spirulina"
„Stärke dein Immunsystem und heile dich selbst"

Marianne E. Meyer

Spirulina

Wundernahrung der Zukunft

Unglaubliche Heilerfolge mit der blaugrünen Alge

© 2002 Marianne E. Meyer

ISBN 3-8311-3715-3

Bildnachweis
Titelbild: R. Mellerovic
Rückseite: M. E. Meyer
Fotos im Innenteil: Spörle Fotoateliers (2), A. Belay (27), Fa. Earthrise Farms (33),
Fa. Cyanotech (11, 34, 52), M. Rohrer (32), Fa. Sanatur (33) L.P. Loseva (65), K.
Rogers (73), C.P. Meyer (94), M.E. Meyer (23, 37, 40, 74, 75, 78, 79, 80, 81, 97, 98,
99, 100, 102, 103, 104), J. Görke (63, 64), Monika Zinn (76), R. Mellerovic (72, 95,
96, 103)
Umschlag, Typografie & Satz: Claudia Troßmann - www.om-design.de
Herstellung: Books on Demand GmbH

INHALTSVERZEICHNIS

VORWORT

Mit diesem dritten Werk über die Wunderalge hoffe ich, mehr Teilnehmer für die Studie zu bekommen, die fortlaufend mit Personen durchgeführt wird, deren Immunsystem schwach ist oder die an einer Immunmangelkrankheit leiden. Am Ende des Buches lädt Sie der Fragebogen ein, nach entsprechender Einnahme von Spirulina Ihre Erfahrungen zu notieren. Bitte senden Sie das Formular oder eine Kopie an die angegebene Adresse!

Jeder 10. Einsender erhält einen Buchpreis!

Die blaugrüne Mikroalge mit dem wissenschaftlichen Namen Spirulina platensis enthält praktisch alles, was wir zum Leben brauchen. Sie könnten nur von Spirulina und Früchten oder Wasser leben. Und wie Sie leben könnten! Erleichtert vom Ballast schwer verdaulicher Nahrung, oftmals leere Kalorien, die so manchen Körper zur Fülle eines Sumoringers anwachsen läßt.

Tierische Produkte enthalten jede Menge Fett und gären mitunter länger als acht Stunden im Darm. Somit schaden sie uns mehr als sie nutzen. Zudem bekommen Schlachttiere zur Vorbeugung von Krankheiten und damit sie schneller wachsen verschiedene Antibiotika ins Futter gemischt. Dadurch sammeln sich in unserem Körper im Laufe der Jahre so viele davon an und bilden resistente Stämme, dass sie im Krankheitsfall gar nicht mehr wirken. Gerichte mit Spirulinamehl stellen eine gesündere Alternative dar, zumal die Schraubenalge dreimal mehr Eiweiß enthält als Fleisch. Und im Gegensatz zum tierischen ist Spirulinas Eiweiß in etwa einer halben Stunde verdaut.

Ob Sie die Alge in der Küche verwenden oder in Form von Presslingen einfach mit Wasser runter geschluckt, liegt ganz bei Ihnen. Jedenfalls hoffe ich, dass Sie meine Begeisterung über die *Wunderalge* bald teilen werden. Dank Spirulina gehören Allergien für mich der Vergangenheit an, und mit Erkältungen oder grippalen Infekten muß ich mich nur noch selten plagen.

Spirulinakonsumenten teilen mir mit, dass sie endlich wieder geregelten Stuhlgang und keine Schmerzen mehr haben.
Sie werden weniger von Angst gequält, blicken hoffnungsfroher in die Zukunft, können endlich wieder durchschlafen, erfreuen sich bester Stimmung, sind ausgeglichener, körperlich wie geistig nie so fit gewesen und haben weniger Appetit auf Süßes.
Lippenbläschen, Hornhaut und Altersflecken verschwinden, die Haut ist insgesamt weicher und elastischer.

EINLEITUNG

Ist es nicht wahnsinnig aufregend, im 21. Jahrhundert zu leben? Die Höhenflüge in der technischen Entwicklung der letzten hundert Jahre haben unsere Umwelt und unsere Lebensweise total verändert, und die Möglichkeiten scheinen grenzenlos zu sein. Doch auf manchen Gebieten hätten wir uns besser nicht so weit vorgewagt oder mehr an die Folgen unseres Tuns gedacht. Wenn täglich mehr als 100 Pflanzen- und Tierarten aussterben und der Mensch immer mehr degeneriert, ist es an der Zeit, die Notbremse zu ziehen oder zumindest die Weichen zu stellen, um noch grauenvolleres Leid und gewaltigere Naturkatastrophen wie bisher erlebt verhindern zu können.

In diesem Buch möchte ich aber nicht die rostigen Öl- und Chemikalientanker verteufeln, die unsere Meere verseuchen und auch nicht allzusehr über atomare Kraftwerke lamentieren, deren gefährliche Strahlenpotenz uns Schauder der Angst über den Rücken jagen. Oder Sie mit Appellen an die menschliche Vernunft langweilen, die darauf zielen, die Freigebigkeit der Natur zu nutzen, um umweltfreundliche Techniken zur Energiegewinnung anzuwenden und zu fördern. Obwohl mir diese Themen am Herzen liegen, konzentriere ich mich auf das *Blaugrüne Wunder* und zeige Ihnen, wie Sie mit Spirulina Ihr Immunsystem stützen und damit Ihre Gesundheit schützen können.

Als promovierte Expertin für Spirulina möchte ich
Ihnen zeigen, wie Sie mit der Alge allen Belastungen der
modernen Welt trotzen und sich jeden Tag aufs neue
einen Vorsprung verschaffen können

Denn der Abkömmling des ältesten Nahrungsmittels der Erde enthält alles was wir brauchen, um unser überlastetes Immunsystem zu stärken und unsere innere Kläranlage beim Reinigen des Körpers zu unterstützen.

Leider wird unser körperliches und seelisches Milieu täglich durch Schadstoffe in der Ernährung, durch Suchtverhalten, chemische Arzneien, ionisierende Strahlen, Rundfunkwellen, Elektrosmog sowie durch geistigen und seelischen Stress unaufhörlich strapaziert. Die Entgiftungssysteme unseres Körpers laufen dauernd auf Hochtouren und können sich nie richtig erholen. Wie Sie aber aus Erfahrung wissen, wird jedes System, das sich nicht regenerieren kann, früher oder später anfällig für Störungen.

Die in den letzten Jahren drastisch ansteigenden Allergie- und Krebsraten sprechen dafür, dass unser Körper bis zum Kragen mit giftigen Substanzen vollgepumpt ist. Diese wieder loszuwerden, darin ist das am meisten erforschte Nahrungsergänzungsmittel - Spirulina platensis - ein Experte. Entdecken Sie, was dieses Wunder der Natur alles leisten kann!

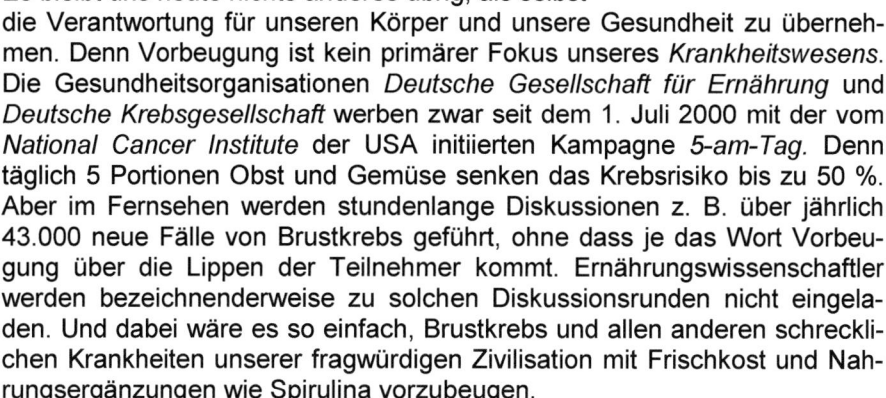

I. WARUM BRAUCHEN WIR SPIRULINA?

Es bleibt uns heute nichts anderes übrig, als selbst die Verantwortung für unseren Körper und unsere Gesundheit zu übernehmen. Denn Vorbeugung ist kein primärer Fokus unseres *Krankheitswesens*. Die Gesundheitsorganisationen *Deutsche Gesellschaft für Ernährung* und *Deutsche Krebsgesellschaft* werben zwar seit dem 1. Juli 2000 mit der vom *National Cancer Institute* der USA initiierten Kampagne *5-am-Tag*. Denn täglich 5 Portionen Obst und Gemüse senken das Krebsrisiko bis zu 50 %. Aber im Fernsehen werden stundenlange Diskussionen z. B. über jährlich 43.000 neue Fälle von Brustkrebs geführt, ohne dass je das Wort Vorbeugung über die Lippen der Teilnehmer kommt. Ernährungswissenschaftler werden bezeichnenderweise zu solchen Diskussionsrunden nicht eingeladen. Und dabei wäre es so einfach, Brustkrebs und allen anderen schrecklichen Krankheiten unserer fragwürdigen Zivilisation mit Frischkost und Nahrungsergänzungen wie Spirulina vorzubeugen.

Treten wir den internationalen Vergleich an und setzen die jeweilige nationale Ernährung in Relation mit den dort auftauchenden Krankheiten, können wir in puncto Krebsprävention viel lernen. Um beim Brustkrebs zu bleiben: Japanische Frauen, die sich traditionell ernähren - wenig Fleisch, keine Milchprodukte, viel Reis, Gemüse, Obst und Algen - leiden kaum an Brustkrebs. Dagegen haben Frauen in Ländern, wo der Milch- und Fleischverbrauch sehr hoch ist, ein überdurchschnittlich hohes Brustkrebsrisiko.

Gesundheit ist eine Frage des Gleichgewichts

Aufgrund denaturierter Ernährung und zunehmender Umweltbelastung müssen wir mit immer mehr angriffslustigen Freien Radikalen fertig werden. Diese instabilen Moleküle jagen in aggressivster Weise Fetten, Kohlenhydraten, Eiweißen und sogar erbsubstanzkodierenden Nukleinsäuren Elektronen ab. Um ihr Gleichgewicht wieder zu erlangen, greifen die beraubten Moleküle nun ihrerseits andere Verbindungen an, und es kommt zu einer regelrechten Kettenreaktion. Können die Radikale vom Schutzsystem des Körpers nicht mehr abgewehrt werden, kommt es zu oxidativem Stress, zu einem Ungleichgewicht und folglich zu Krankheit.

Trotz unseres Radikalfänger-Schutzsystems, trotz bewusster Ernährung und gesunder Lebensweise können wir heutzutage nicht mehr alle Radikale neutralisieren. Daher ist es dringend ratsam, den erhöhten Bedarf an Antioxidantien über Nahrungsergänzungsmittel auszugleichen. Spirulina enthält das potenteste Antioxidans, das Enzym Superoxiddismutase (SOD) und unzählige andere Enzyme sowie Beta-Carotin, Vitamin E, Selen und eine Reihe anderer Radikalenfänger. Da die Natur keine Fehler macht, können wir folgendes voraussetzen:

Alle Krankheiten, die nicht durch Verletzungen zustande kommen, beruhen auf der Vergiftung des Körpers

Und bei allen Symptomen handelt es sich um ein Bemühen des Organismus, sich von diesen Giften zu befreien und die Körperchemie ins Gleichgewicht zu bringen. Da die Natur von allein nach Gleichgewicht und Harmonie strebt, brauchen wir nichts anderes zu tun, als unserem Organismus bei der Beseitigung der toxischen Stoffe zu helfen. Wenn Tiere krank sind, trinken sie viel Wasser und fressen Gras. Wir brauchen ebenfalls Wasser und Grünes zum Entgiften. Und alles, was im Gras ist und noch viel mehr, ist in der blaugrünen Mikroalge Spirulina enthalten.

Werden dagegen die Bemühungen, Gifte über den Darm, die Harnwege, Atemwege oder die Haut wieder auszuscheiden, mit chemischen Arzneien unterdrückt, sammeln sich noch mehr Schadstoffe im Körper an. Das Immunsystem kann derart überfordert werden, dass die weißen Blutzellen mit dem Neutralisieren der Gifte so sehr ausgelastet sind, dass sie sich nicht auch noch um die Krebszellen kümmern können, die wir uns ständig zuziehen. Oder die überlastete Körperabwehr spielt verrückt, und die weißen Blutzellen greifen statt toxischer Fremdkörper körpereigenes Eiweiß an und verursachen Autoimmun- bzw. Autoaggressionskrankheiten.

Es ist bekannt, dass Algen Schwermetalle und andere Gifte ausscheiden und carotinreiche Gemüsesorten das Risiko, an Krebs zu erkranken, reduzieren. In der heutigen Hetze des Alltags greifen immer mehr Menschen zu Fastfood. Um Krankheiten vorzubeugen, müssten wir aber täglich Karotten schälen, Brokkoli putzen, Gemüsegerichte kochen und Salate anmachen. Doch wer nimmt sich heute noch die Zeit für die traditionelle Zubereitung von Mahlzeiten? Wo so viele Konserven angeboten werden, dass wir ein Jahr lang jeden Tag eine andere vorgefertigte, gefrorene oder eingedoste Mahlzeit verzehren könnten. Aber es ist keine verschärfte Grauzellenakrobatik notwendig, um darauf zu kommen, dass wir mit dieser mehrfach erhitzten, devitalisierten und mit künstlichen Geschmacksstoffen veränderten und haltbar gemachten Pappkost unserem Organismus mehr schaden als nützen.

Was können wir aber tun, um die Erfordernisse unserer Zeit mit den Bedürfnissen unseres Körpers nach wertvollen Nährstoffen zu verbinden? Hier zeigen uns die immer mehr in den Blickpunkt der gesundheitsorientierten Öffentlichkeit geratenen natürlichen

Nahrungsergänzungsmittel den *Silberstreifen am Horizont* an.

In einem besonders glanzvollen Licht erstrahlt die nachweislich entgiftend wirkende sowie krebsvorbeugende und -hemmende Alge Spirulina platensis. Sie bietet Vitamine und Mineralien in konzentrierter Form sowie die immunstärkenden und vor Krebs schützenden Pigmente Phycocyan, Carotinoide und Chlorophyll. Ebenso die seltene, in der Muttermilch vorkommende entzündungshemmende Gamma-Linolensäure und das kraftvolle Antioxidans SOD, das nachweislich den Alterungsprozess verzögert.

- Japanische Frauen, die sich traditionell ernähren – wenig tierische Produkte, dafür aber viel Gemüse und Algen – leiden kaum an Brustkrebs

- Krankheiten zeigen an, dass der Körper vergiftet ist; Symptome sind die Bemühungen des Organismus, sich von den Giften zu befreien

- Algen leiten Schwermetalle und andere Schadstoffe aus

- Wer nicht jeden Tag frisches Gemüse, Salat und Obst konsumiert, braucht Spirulina zur Vorbeugung von Krebs und anderen Erkrankungen

- Konservierte Fertiggerichte sind keine das Leben erhaltende Mittel

- Spirulina enthält außer Vitamin C alle Vitalstoffe und die einzigartigen, das Immunsystem stärkenden sowie krebs- und entzündungshemmenden Substanzen Phycocyan, SOD und Gamma-Linolensäure

Die Einnahme von Spirulina empfiehlt sich besonders
- wenn wenig grüne und gelbe Obst-/Gemüsesorten gegessen werden
- bei regelmäßigem Genuss von Zucker, Zigaretten und/oder Alkohol
- bei Energiemangel und Antriebsschwäche
- wenn Stimmungsschwankungen auftreten
- bei Schlafstörungen und Einschlafschwierigkeiten
- bei Schwindelanfällen (Eisenmangel oder Unterzucker)
- bei häufigem Auftreten von Herpesbläschen an den Lippen
- bei blasser, vorzeitig gealterter Gesichtshaut und
  glanzlosen, brüchigen Haaren und Nägeln
- bei Aphthen, Warzen und Fußpilz (Zeichen von Immunschwäche)
- bei Nachtblindheit (Mangel an Beta-Carotin)
- bei Nervosität, Ängstlichkeit und Hyperaktivität
- bei Allergien und häufigen Infektionen (Immunschwäche)
- beim Verlangen nach bestimmten Nahrungsmitteln; dies deutet auf
  eine Unausgewogenheit der Nährstoffe hin
- bei vermehrtem Krebsvorkommen in der Familie
- im Alter, da das Immunsystem älterer Menschen geschwächt ist

Sind Vitalstoffmängel unvermeidlich?

Noch vor 100 Jahren waren wir zu 90 % mit unserer Muskelkraft am sogenannten Gesamtenergieaufkommen beteiligt. Unsere Vorfahren mussten für
ihren Lebensunterhalt schwer schuften: Wäsche rubbeln, Boden schrubben,
Teppiche ausklopfen, Holz sammeln und hacken, Wasser schleppen, Pilze
und Beeren sammeln ... Da wir heute immer ausgefeiltere Verfahren ersin-
nen, um uns vor körperlicher Anstrengung zu drücken, ist die Marke bereits
unter 1 % gerutscht, und die physische Arbeit beschränkt sich in der Regel
nur noch auf die Betätigung der Kaumuskeln. Prof. Rozalind Gruben warnt:

Der wichtigste Faktor, der zu porösen Knochen führt,

ist ein Mangel an Bewegung

Denn, wenn die Muskeln nicht an den Knochen ziehen, gibt es keinen Grund
für letztere, stark zu bleiben. Außerdem wird durch Bewegungsmangel unser
Gehirn nicht genügend durchblutet. Lymphe, Schlackenstoffe und Gifte können nicht abtransportiert werden. Nur wenn alles im Fluss ist, sind wir gesund und im Gleichgewicht. Dazu gehört natürlich auch, dass wir genügend
lebendiges Wasser trinken (Meyer 2002).

Der Mangel an Bewegung ist nicht das einzige Übel, das zu Nährstoffdefi-
ziten führt. Kaffee, Zigaretten, Abgase und andere Umweltgifte leeren weiter
unsere Vitalstoffspeicher. Zusätzlich wird heutzutage viel zu viel Zucker in
fester und flüssiger Form konsumiert. Die Menschen essen überwiegend in
der Kantine oder verköstigen sich zu Hause mit Fertiggerichten und Weiß-
mehlprodukten. Bei dieser Ernährung haben wir es leider mit ganz heimtük-
kischen *Stressvitamin* - Räubern zu tun. Der Mangel an Vitamin B5 (Pantothensäure) führt unter anderem zu Bauchweh und Muskelkrämpfen. Rennen
wir dann zum Arzt und nehmen obendrein noch chemische Arzneien ein,
gehen wieder wertvolle Nährstoffe verloren.

- Unser Körper ist so ausgerichtet, dass wir uns täglich bewegen müssen,
  um die Knochen zu stärken, das Gehirn zu durchbluten und Schadstoffe
  auszuscheiden

- Genussmittel und Umweltgifte rauben uns Vitamine und Mineralien

- Kantinen-/Fertiggerichte und Süßigkeiten sind *Stressvitamin*räuber

- Chemische Medikamente greifen die letzten Vitalstoffreserven an

Ernährungsmangel im Überfluss

Laut Ernährungsbericht der *Deutschen Gesellschaft für Ernährung* von 1996 fehlt es Männern und Frauen fast aller Altersgruppen an Calcium, Magnesium, Vitamin E, Carotinoiden, Folsäure und anderen Nährstoffen, einem Großteil menstruierender Frauen darüber hinaus an Eisen.

Auch Personen, die ausgewogen essen, können unter Nährstoffmangel leiden. Wie kommt das? Im Brockhaus von 1998 steht, dass Fruchtfolge oder Fruchtwechsel, also die Aufeinanderfolge verschiedener Feldfrüchte nach bestimmten Grundsätzen, nötig ist, um der Bodenermüdung, Schädlingen und Krankheiten vorzubeugen. Das klingt alles sehr vernünftig, ist aber nicht gut fürs Geschäft, und daher wird in der modernen Landwirtschaft darauf verzichtet. Ergo sind die Ackerböden ausgelaugt, und es mangelt unserer Nahrung an lebenswichtigen Spurenelementen, wie z. B. Selen. Außerdem wird der Vitamingehalt durch unreifes Ernten und lange Transportwege reduziert. Wenn wir diese schwerwiegenden Vitalstoffmängel nicht mit Nahrungsergänzungen, wie z. B. Spirulina, ausgleichen, müssen wir künftig mit noch höheren Raten an Krebs und anderen Erkrankungen rechnen.

Dies ist aber nur die halbe erschreckende Wahrheit. Denn, da die natürliche Schädlingsbekämpfung durch die fehlende Fruchtfolge wegfällt, müssen die Schädlinge mit gesundheitsschädlichen Pestiziden bekämpft werden, so dass wir neben dem Mangel an essentiellen Nährstoffen auch noch unser regelmäßiges Quentchen Gift einlagern. Parkinson ist nur eine der Krankheiten, die mit Pestiziden in Zusammenhang gebracht werden.

Die Alge Spirulina könnte in dreifacher Hinsicht hilfreich sein:
Als Düngemittel, das gleichzeitig Schädlinge natürlich bekämpft, als
Vitalstoffkonzentrat zur Nahrungsergänzung, um Nährstoffdefizite
auszugleichen und als Entgiftungshilfe zum Ausscheiden von mit der
Nahrung oder der Atemluft aufgenommener Schadstoffe

Solange wir noch nicht flächendeckend natürlich angebautes Obst, Gemüse und Getreide bekommen[1], ist die Alge eine ausgezeichnete Alternative,

---

[1] Wir können übrigens alle die Regeneration der Böden bzw. unseres Ernährerplaneten forcieren. Es gibt nämlich seit kurzem einen Naturkostvertrieb mit allem, was Sie sich nur denken können, angefangen von Frischobst und Gemüse, reinstes Hochquellwasser und Himalaja-Kristallsalz über alles, was gut schmeckt, vollwertig und urgesund ist, besonders leckere Desserts, Nussmuses, sogar Pizzafertigböden und natürlich hochwertiges Spirulina. Das beste an der Sache ist, dass Sie sich nicht nur gesund essen können, sondern dabei auch noch zu finanziellem Wohlstand gelangen können. Denn beim *Wellness Express* ist jeder Kunde am gesamten Firmenumsatz beteiligt, indem er für weiterempfohlene Kunden noch wiederkehrende Bonuszahlungen erhält. Das ist wie eine Rente, denn essen müssen wir ja alle und so bequem an

einem Mangel an Nährstoffen vorzubeugen. Denn sie ist ein wahres Füllhorn an Vitaminen, Mineralien, Enzymen und seltenen Pflanzenwirkstoffen.

- Calcium, Magnesium, Vitamin E, Carotinoide und Folsäure sind allgemeine Mangelstoffe, bei gebärfähigen Frauen auch Eisen

- Unterbleibende Fruchtwechselfolge kostet den Böden Mineralstoffe

- Die Verwendung von Pestiziden führt zu Zivilisationsseuchen, wie z. B. der Parkinson-Krankheit

- Spirulina düngt, bekämpft Schädlinge, kompensiert Nährstoffdefizite und scheidet Gifte aus

Nahrungsergänzungsmittel auf dem Vormarsch

Wie alles Neue irgendwann einmal über den großen Teich zu uns gekommen ist, haben uns nun auch die Nahrungsergänzungsmittel erreicht. Ihre Geschichte geht ca. 60 Jahre zurück. In den Arbeitervierteln von Pittsburgh wurde vorwiegend eine von B-Vitaminen beraubte Kost, wie Toast und andere Weißbrotsorten sowie polierter Reis gegessen. Durch diese Unterversorgung mit Vitalstoffen, vor allem B-Vitamine und Spurenelemente, wurden viele Pittsburgher krank und manche landeten in der Psychiatrie.

Es waren biochemisch orientierte Ärzte und Heilpraktiker,
die Symptome nicht isoliert behandelten und daher erstaunliche
Heilerfolge mit der Ergänzung fehlender Nährstoffe erzielten.
Dadurch wurde das Thema Nahrungsergänzung unter den
amerikanischen Wissenschaftlern vorangetrieben

Nahrungsergänzung ist insofern unumgänglich, als sich unsere Ernährung grundlegend verändert hat. Gefriertruhen- und Dosengerichte, Pizzen Würstchen und Burger von Imbißbuden oder Fastfood-Restaurants sind heute traurige Realität. Die traditionelle Zubereitungsart der Nahrung mit

---

Vollwertkost zu kommen, wer würde da als Kunde abspringen? Und nun noch das erstaunlichste: Das Preis-Leistungsverhältnis stimmt, zumal jeder Kunde noch zusätzlich 5 % Rabatt erhält, und bei einer Bestellung von 75 Euro ist der Einkauf portofrei. Falls Sie meine Begeisterung teilen und an der Genesung der Erde Interesse haben, rufen Sie bei *Wellness Express* an (03675-421 991; Fax 999) oder senden Sie eine E-mail: wellness.express@t-online.de

ausgesuchten natürlichen Zutaten tritt immer mehr in den Hintergrund. Und die wenigen gesundheitsbewussten Hobbyköche müssen sich meist mit den Feldfrüchten erschöpfter Böden begnügen. Dies und die moderne Produktionsweise bei der Herstellung der Nahrungsmittel hat dazu geführt, dass wir immer mehr an Nährstoffmangelerkrankungen leiden und auf hochkonzentrierte Superfoods wie Spirulina angewiesen sind.

Unsere Nahrungsmittel sind in der Regel keine Lebensmittel mehr, sondern allenfalls Vegetiermittel, denn sie werden fast nicht mehr von der Sonne verwöhnt und enthalten daher kaum noch Lebenskraft. Biochemisch betrachtet, wird der wertvolle Spelz des Getreides entfernt, und die künstlich verarbeiteten Nahrungsmittel liefern kaum noch Nährstoffe für unsere Zellen. Mit der wertlosen Pampe verkleistern wir unsere Darmwände und bereiten den Nährboden für viele sogenannte Zivilisationskrankheiten.

In Indien leidet jeder Siebente, der psychiatrisch behandelt werden muss, an einem Mangel an verschiedenen B-Vitaminen, verursacht durch die einseitige Ernährung mit poliertem Reis. Denn ohne ausreichende Mengen dieser nervenstärkenden Vitamine kann offenbar weder das Gehirn normal funktionieren noch ein stabiles Nervensystem aufrecht erhalten werden. Würden wir täglich Nahrungsergänzungsmittel wie Spirulina oder unbelastete wild wachsende Pflanzen konsumieren, müssten erheblich weniger Menschen in psychiatrischen Krankenhäusern dahin vegetieren.

Dies haben Ärzte an der Ostküste der USA bewiesen: 90 % der 5000 Patienten, die als schizophren galten und bis in die 90er Jahre ambulant im *Princeton Bio Brain Center* in New Jersey unter der Leitung von Dr. Carl C. Pfeiffer behandelt wurden, konnten durch Vollwertkost und Ergänzung der Nahrung mit bestimmten Nährstoffen sozial völlig rehabilitiert werden.

Spirulina enthält alle Mikronährstoffe, die zur Behandlung unterschiedlich verursachter Arten von Schizophrenie verwendet werden

Z. B. helfen Niacin (Vitamin B3), Pyridoxin (Vitamin B6), Zink und Mangan bei durch Hypoglykämie (Unterzucker) verursachte mentale Erkrankungen.

40 % der Amerikaner verwenden Nahrungsergänzungsmittel, um Nährstoffdefizite auszugleichen, allerdings in der Regel anorganische Vitamin- und Mineraltabletten. Doch unser Organismus kann anorganische Salze nicht verwerten. Sie sammeln sich im Laufe der Zeit im Filtergewebe des Bindegewebes an oder lagern sich in Gelenken und Arterien ab.

Betrachten wir uns dagegen die Japaner, so stellen wir fest, dass sie nicht nur gesünder sind, sie haben im internationalen Vergleich auch die höchste Lebenserwartung. Japanische Frauen werden älter als 83, Männer älter als 80 Jahre, wogegen beim Rest der Industrienationen die durchschnittliche Lebenserwartung bei Mitte 70 liegt. Woher kommt das?

Wie schon erwähnt, konsumieren Japaner wenig tierische Produkte, dafür aber mehr als 10 % Algen. Spirulina, Kelp, Chlorella, Kombu, Arame, Wakame, Nori oder Dulce - bei uns eine exotische Delikatesse oder Nahrungsergänzungsmittel - sind fester Bestandteil der asiatischen Küche.

Zur heutigen Mangelernährung kommt der erheblich höhere Stress, die vermehrten Umweltgifte und die höheren Strahlendosen, mit denen sich unser Organismus seit dem Bau von Atommeilern Anfang der 70er Jahre plagen muss. Als wandelnde Abgas-, Arzneimittelchemie- und Strahlenkloaken brauchen wir in jedem Fall Nahrungsergänzungsmittel oder in abgasfreien Gebieten gesammelte Wildkräuter, die den Körper entgiften. Siehe Kapitel *Entgiften mit Spirulina*.

- Die Geschichte der Nahrungsergänzungsmittel begann in den Arbeitervierteln von Pittsburgh, wo weißer Reis und Toast gegessen wurde

- Die in Weißmehl und poliertem Reis fehlenden B- bzw. Stressvitamine führen dazu, dass psychiatrische Kliniken überfüllt sind

- Mit der vitalstoffarmen Pampe verkleistern wir den Darm und bereiten den Nährboden für Krankheiten

- Spirulina enthält alle Mikronährstoffe, die zur natürlichen Behandlung psychischer Krankheiten verwendet werden

- Die Japaner mit der höchsten Lebenserwartung ernähren sich zu mehr als 10 % von Algen

Wann ist es ratsam, den Konsum von Spirulina zu steigern?

- vor körperlichen und geistigen Anstrengungen
- in Zeiten mit erhöhtem Krankheitsrisiko, wie z. B. während Kälteperioden oder bei hormoneller Umstellung, also während der Pubertät, der Schwangerschaft und der Menopause
- vor oder nach einer Strahlenbehandlung, einer röntgenologischen Untersuchung oder während einer Chemotherapie, da die Alge vor Strahlen schützt und Nebenwirkungen mildert
- vor oder nach Interkontinentalflügen, zum Schutz vor Strahlenbelastung
- im Hochgebirge oder in Sonnenländern als UV-Strahlenschutz
- vor den Menses, zum mildern prämenstrueller Beschwerden und zur Vermeidung von Eisenmangel
- zwischen den Mahlzeiten zum Ausgleich von Blutzuckerschwankungen

- auf längeren Reisen mit dem Auto, wenn es zu Verkehrsstaus kommt, kann Schwermetallvergiftung vorgebeugt werden
- bei Alkohol- bzw. Zigarettenkonsum, um die Entgiftungsorgane zu unterstützen und Vitalstoffverluste auszugleichen (Passivraucher)
- wenn stressbedingte Ausnahmesituationen leicht zu einer Schwächung des Immunsystems führen können, wie z. B. Schocksituationen, Zeiten von Trauer, Prüfungsangst oder auch Dauerstress
- in der Rekonvaleszenz nach schweren Krankheiten oder Unfällen
- zur Unterstützung traditioneller, meist unsanfter Behandlungsmethoden, zur Vermeidung von Nebenwirkungen und Blutvergiftungen
- vor oder nach jedem Zahnarztbesuch, wenn mit Amalgam oder anderen Giften gearbeitet oder eine Spritze verabreicht wurde

Brauchen wir tierisches Eiweiß?

Viele Menschen essen Wurst und Fleisch nur weil sie glauben, eine Ernährung ohne tierisches Eiweiß sei gesundheitsschädlich. Dabei verhält es sich genau umgekehrt: Der Verzehr von Fleisch (besonders vom Schwein, das von Natur aus belastet ist und zu Entzündungen, Eiterbildung, Trichinenbefall und Krebs führt) Wurst und Käse in den heute verzehrten Mengen gefährdet die Gesundheit, zumal nicht alles, was den Tieren verfüttert wird, ihrem und unserem Organismus zuträglich ist. Für die meisten Menschen ist der Begriff Eiweiß identisch mit Nahrung aus dem Tierreich. Und dabei enthalten auch Pflanzen genügend verwertbares Protein, z. B. bietet ein Gericht mit Reis und Bohnen ein hochwertiges komplettes Eiweiß.

Die Angst vor einer negativen Eiweißbilanz sitzt nicht nur Vegetariern im Nacken. Das durch Werbung und überholte Lehren klassischer Ernährungsinstitute geprägte Vorurteil, der Mensch könne nicht ohne tierisches Eiweiß leben, sitzt tief. Dabei beweisen viele Untersuchungen, dass Vegetarier leistungsfähiger sind und über mehr Ausdauer verfügen als Fleischesser. Der legendäre Vertreter des Beats Paul McCartney ist Vegetarier. Und

erstaunlich viele Spitzensportler ernähren sich vegetarisch,
wie z. B. der vielfache Olympiasieger Carl Lewis

Ebenso der Gewinner des Ironman Triatlon von Hawaii (1997) Thomas Hellriegel und der vierfache Mister Universum Bill Pearl. Aber auch geistige Größen ernähren sich überwiegend fleischlos. Leonardo da Vinci, Thomas A. Edison, George Bernhard Shaw, Mahatma Gandhi und Albert Einstein waren Vegetarier. So auch die meisten anderen geistigen Führer.

Wer nun dennoch unsicher ist und glaubt, Nüsse, Keime, Hülsenfrüchte und Wildkräuter liefern nicht genug Protein, der verwende am besten Algen.

Spirulina ist der reichste Eiweißträger, den unser Planet zu bieten hat. Und es handelt sich dabei um hochwertigstes und bestverdaulichstes Eiweiß.

Die blaugrüne Mikroalge, die sich auf dem Scheitelpunkt zwischen Pflanze und Tier befindet und auch als Cyanobacteria bezeichnet wird, enthält daher auch genug Cobalamin (Vitamin B12), um den minimalen Tagesbedarf von 3 Millionstel Gramm zu decken. Siehe hierzu auch Kapitel *Spirulina enthält in der Tat aktives Vitamin B12*.

Proteinanteile im Vergleich	
Spirulina	61 %
Sojabohnen	34 %
Harzer Käse	30 %
Hülsenfrüchte	22 %
Leinsamen	24 %
Salami	22 %
Nüsse	15 – 25 %
Fisch	17 – 25 %
Rotes Fleisch	15 – 25 %
Geflügel	18 - 21 %
Hühnerei	12 %
Quark	11 – 13 %
Weizenmehl Typ 405	10 %
Reis	7 %

* Veganer, die ausschließlich pflanzliches Eiweiß konsumieren, sind in der Regel besonders gesund und leistungsfähig

* Spitzenathleten, wie Carl Lewis, Thomas Hellriegel und Bill Pearl ernähren sich vegetarisch

* Pflanzen enthalten meist kein komplettes Eiweiß und müssen daher kombiniert werden, z. B. Reis mit Bohnen oder Getreide mit Nüssen

* Das Eiweiß der blaugrünen Alge ist das wertvollste und bekömmlichste überhaupt; die Verdauungszeit beträgt nur etwa eine halbe Stunde

* Die Cyanobacterie Spirulina enthält genügend Vitamin B12, um den minimalen Tagesbedarf von 3 Mikrogramm zu decken

Synthetisch ist nicht natürlich

Seit Urzeiten haben die Menschen auf die heilende Wirkung der Natur vertraut und die zu mehr als 90 % auf der Vergiftung des Körpers beruhenden Krankheiten mit Fasten und Kräuterelixieren geheilt. Solange, bis einige Gehirnakrobaten den profanen Einfall hatten, künstliche Arzneien müssten besser sein als natürliche. Im Laufe der Zeit hat die Einschätzung, ein Produkt sei um so wertvoller, je komplizierter der Aufbau chemischer Verbindungen ist, reiche Früchte getragen und die pharmazeutische Industrie zum

Blühen gebracht. Auch konnten sich eine Reihe schlauer Köpfe unter den Medizinern profilieren, in dem sie aus den Nebenwirkungen chemischer Arzneien immer *neue Krankheiten* entdeckten und sie mit ihren Namen schmückten. Dadurch wuchsen die klinischen Wörterbücher zu einem Wald imposant klingender Symptomenkomplexe an, und die Erschaffer solcher *Wunder*, die mittlerweile schon den Wald vor lauter Bäumen nicht mehr sehen, wurden fortan als die *Götter in Weiß* verherrlicht.

So kam es, dass sich die Medizin immer mehr von der Natur abwandte und Naturprodukte, die vorbeugend und heilend wirken, heute gemeinhin als sehr kritisch betrachtet werden. Wir neigen zu Skepsis, wenn etwas einfach und natürlich ist und dennoch heilt. Vor allem, wenn es ein Lebensmittel ist, das wahre Wunder vollbringen kann. Und dabei war es der Begründer der wissenschaftlichen Medizin Hippokrates selbst, der vor fast 2500 Jahren sagte, dass unsere Nahrungsmittel unsere Heilmittel sein sollen.

Das Problem mit synthetischen Nahrungsergänzungs– und „Heil"mitteln ist ihre Unverträglichkeit, die zu Allergien führt

Und manchmal zum Tode. Auch künstliche Geschmacksverstärker, Lebensmittelfarben und Konservierungsstoffe versauern unsere Körpersäfte und sammeln sich bei Überlastung der Ausscheidungskanäle in Geweben und Gelenken an. Selbst synthetische Badezusätze und in die Haut geriebene Lotionen dringen in den Körper ein und werden *von den Lymph- und Blutgefäßen aufgenommen – in alle Organe und im gesamten Gewebe zu dem Müll aus der Fabriknahrung eingelagert* (Konz 2002). Wollen Sie gesund werden und bleiben, kann es nur eines geben: zurück zur Natur pur! Aus blaugrünen Algen entwickelte sich Flora und Fauna, also auch alle Kräuter der Naturapotheke. Und all unsere Gene, Zellen und Organe sind ausschließlich auf frische natürliche Stoffe programmiert!

In diesem Sinne ist die überragende Bedeutung der segensreichen Mikroalge für die Gesundheit und ihre unzähligen Heileffekte gar kein sooo großes Wunder. Denn, da Wasser und blaugrüne Algen am Anfang von allem war, können wir uns auch alles, was uns fehlt, von Wasser und Spirulina besorgen.

* Zu Beginn der Neuzeit wurde die Weiterentwicklung der Pflanzenheilkunde unterbrochen und chemischen Präparaten der Einzug verschafft

* Aufgrund der Nebenwirkungen synthetischer Arzneien entwickelten sich allergische Reaktionen und andere Immunmangelkrankheiten sowie eine Ehrfurcht gebietende Terminologie

- Das für die Patienten nicht mehr verständliche Gelehrtenlatein führte dazu, dass sie den Naturheilmitteln immer weniger vertrauten und die Verantwortung für ihren Körper den Schulmedizinern überließen

- Da mit steigendem Vergiftungsstatus viele Ärzte mit ihrem Latein am Ende sind, ist der *Run* auf die Naturmedizin derzeit groß

- Aus Blaugrünalgen hat sich die Pflanzen- und Tierwelt entwickelt. Dies ist offenbar der Grund für Spirulinas wundersame Heilwirkungen

Einzigartige Lichtnahrung für unser Wohlbefinden

Bereits Echnaton im Alten Ägypten erkannte, dass von der Sonne besondere Heilkräfte ausgehen. Die von der Sonne bestrahlte Nahrung, ob tierischer oder pflanzlicher Art, beschert uns Energie und Lebensfreude. Der berühmte Schweizer Arzt Bircher-Benner und später Prof. Kollath brachten zum Ausdruck, dass das Sonnenlicht in Lebensmitteln den eigentlichen Nahrungswert bildet. Künstlich bestrahlte Agrarprodukte stellen dagegen tote Mittel dar, die zwar haltbarer sind, uns aber mehr schaden als nutzen.

Je mehr Lichtenergie (Biophotonen) ein Lebensmittel
speichern kann, desto hochwertiger ist es

So zeigt es uns der Pionier der Biophotonenforschung Prof. Fritz-A. Popp in seinem Buch *Botschaft der Nahrung* auf. Die Speicherfähigkeit für elektromagnetische Energie, insbesondere Licht, muß *als tragende Säule der Lebensmittelqualität betrachtet werden* (2001, S. 147). Denn das Licht dirigiert und aktiviert den Metabolismus. Natürlich gewachsene sonnengereifte Früchte haben reichlich Sonnenpartikel aufgetankt, die für Ordnung und Harmonie sorgen.[1] Der Quantenphysiker misst der Spirulinaalge eine besondere Speicherfähigkeit der Lichtenergie zu und bezeichnet sie als einen *Sonnenphotonenspeicher par excellence.* Denn in ihren dünnen Fädchen mit den blauen, grünen und orangegelben Pigmenten, kann sie im Gegensatz zum Pflanzengrün der Blätter, das gesamte Lichtspektrum aufnehmen.

---

[1] Popp bezieht sich auf die Erkenntnisse des Nobelpreisträgers Erwin Schrödinger, der erklärte, dass ein Organismus sich auf einer ziemlich hohen Ordnungsstufe erhält, indem er fortwährend *aus seiner Umwelt Ordnung aufsaugt.* Es sei nicht die Nahrung bzw. die zugeführte Energie entscheidend, sondern die raumzeitliche Dynamik des Konsumenten; d. h. der Zustand des Verbrauchers, also die *Komplexität all seiner subjektiven Schwingungsmerkmale zum Zeitpunkt der Nahrungsaufnahme* (Popp 2001, S. 48). Dies würde erklären, warum wir ein bestimmtes Nahrungsmittel mal gut, mal weniger gut vertragen.

Biophotonenmessungen schwacher Lichtemissionen aus biologischen Organismen bestätigen, dass frisch geerntetes Spirulina ein ausgezeichneter Speicher von Sonnenkraft ist

Die gespeicherte Sonnenenergie steht dem Körper in Form von Biophotonen zur Verfügung. Diese winzigen Lichtteilchen gelangen über die Nahrung in unsere Zellen. Sie enthalten laut Prof. Popp wichtige Bioinformationen, die komplexe Lebensprozesse in unserem Körper steuern. Nicht die Kalorien (Energie) sei der entscheidende Nährwert, sondern die Information. Für den Biophotonenforscher sind Nahrungsmittel eher mit Heilmitteln vergleichbar, die *fehlende Schwingungen* auf den Organismus übertragen. Insofern ist es nur logisch zu folgern, dass das ultraschwache Licht Träger des Informationsaustauschs zwischen den Zellen bzw. dem intrazellulären Wasser ist. Übrigens weisen auch die sogenannten Lichtwässer, wie z. B. das Wasser des Hunzastammes aus dem Himalaja oder das Wasser von Lourdes aus den Pyrenäen, ungewöhnliche, auf den Organismus positiv wirkende Frequenzen auf, da sie wie Spirulina das gesamte Lichtspektrum von Blauviolett bis Rot enthalten (siehe hierzu auch mein im Spätsommer 2002 erscheinendes Buch *Wunderwesen Wasser*).

Die in Spirulina oder in Lichtwässern enthaltenen Biophotonen haben eine ordnende und regulierende Kraft. Sie bringen den Organismus in eine höhere Schwingung und Ordnung, was sich in einem Gefühl von Vitalität und Wohlbefinden ausdrückt.

Nun denken Sie an Treibhäuser, Batteriehühner und eingepferchtes Vieh! Wie soll da Sonnenenergie in die Nahrung kommen?

Außer vielleicht auf dem Transportweg können Agrarprodukte und Schlachttiere doch keinen einzigen Sonnenstrahl erhaschen. Damit fügen sie uns als Nahrung mehr Schaden zu, als sie uns nutzen.

Die Agronomin Barbara Köhler konnte im Blindtest der Landesuntersuchungsanstalt in Celle bedeutende Unterschiede in der Lichtspeicherfähigkeit von Freilandeiern gegenüber Eiern aus Batteriehaltung feststellen, obgleich biochemisch kein Unterschied zwischen den Eiern ermittelt werden konnte. Daher kann davon ausgegangen werden, dass der geordnete Zustand der Biophotonen und nicht das chemische Reaktionsgemisch der Einzelkomponenten die Qualität bestimmt (Köhler et al. 1991, Popp 2001).

Ein Nahrungsmittel, das die Lichtkräfte der Sonne nicht in sich aufnehmen konnte, ist für den menschlichen Organismus nicht als Vitalstofflebensmittel verwertbar. Dies ist offenbar der Grund, dass heutzutage so viele Menschen nur müde herumhängen und nichts mit sich anzufangen wissen.

Nun ist es nicht so, dass wir unsere Hauptmahlzeiten durch Spirulinagerichte ersetzen müssen. Aber wir könnten doch diesen exzellenten Sonnenphotonenspeicher täglich als Zwischenmahlzeit in Form eines köstlichen Bananen-Apfel-Shakes oder einer leckeren Fruchtschnitte zu uns nehmen. Und selbst wenn wir die grünen Muntermacher in Tablettenform mit einem großen Glas Wasser runter spülen, wecken wir die Sucht nach Grünzeug und tun somit etwas Gutes für uns und unsere animalischen Zeitgenossen, die wir dann weniger quälen müssen.

- Spirulina schwingt dem Organismus nützliche Frequenzen auf

- Freilandeier liefern Sonnenkraft und enthalten kein Cholesterin

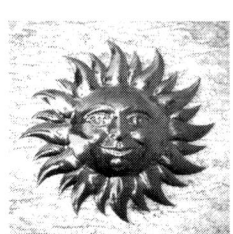

- Die eiweißhaltige Lichtnahrung mindert den Appetit auf tierische Produkte

Spirulina – Seelenbalsam für die neue Zeit

Als ich Spirulinas aufheiternde Wirkung schätzen lernte, dachte ich sofort an die kleinen Wunderpillen, die dazu angetan waren, das Leben in Aldous Huxleys *Schöne Neue Welt* zu erleichtern. Seither nehme ich bei jedem Problem, ob psychischer oder physischer Art, die kleinen grünen Helfer.

Wenn wir in Amerika mal mit einer Weltuntergangsmine umherlaufen, werden wir gefragt, ob wir die *Blues* haben. Die Blauen nennen die Amerikaner jenen Zustand, der überwiegend vom Wetter herrühren soll, besonders vom Mangel an Sonnenstrahlen und vom Föhn. Aber auch Magenüberfüllung, falsche Ernährung und Bewegungsmangel können den *Blues* zugrunde liegen, die sich zur Depression und Melancholie entwickeln können.

Sollten diese Schreckgestalten über Sie herfallen und

das Pendel zwischen nagender Unlust und würgender Angst

schwingen, ist es Zeit für die blaugrünen Muntermacher

Denn sie enthalten die aufhellend und antidepressiv wirkenden Aminosäuren Phenylalanin, Tyrosin und Tryptophan. Daneben wirken sich alle B - Complex-Vitamine positiv auf unser Nervenkostüm aus. Das als Niacin bekannte Vitamin B_3 regt die Blutzirkulation an und hilft somit gegen Depression und Schizophrenie. Die Pantothensäure (Vitamin B_5), auch als *Antistressvitamin* bezeichnet, hilft besonders gegen Angstgefühl und Depression. Vitamin B_6 (Pyridoxin) stützt das Nervensystem, und ebenfalls in der Alge enthaltenes Vitamin B12 (Cobalamin) baut die Schutzschicht der Nervenzellen auf. Auch Spirulinas Glykolipide sind nützlich für die Myelinscheiden des Nervengewebes. Und nicht zuletzt sorgen die Mineralien Calcium und Magnesium für den Abbau von Stresssäuren, helfen gegen Niedergeschlagenheit und sorgen für gute Nerven.

Es ist also kein Wunder, wenn uns die vitalen
Grünen sofort zu einem Stimmungshoch verhelfen

Die Alge hilft auch bei Neurodermitis, an der heutzutage viele Kinder erkranken. Die Ergebnisse einer Untersuchung der Medizinischen Hochschule Hannover mit an Neurodermitis erkrankten Kindern lassen erkennen, dass ein Fehlverhalten des Immunsystems mit einer gestörten Einheit von Körper und Psyche einher geht. Leistungsorientierung und die stressvollen Gedanken, es nicht zu schaffen, können diese Disharmonie erzeugen. Spirulinas B - Vitamine und andere Antistressstoffe sorgen für gute Nerven, seelische Ausgeglichenheit und für die Stärkung des Selbstbewusstseins.

* Stimmungsaufhellende Aminosäuren gleichen aus und harmonisieren

* Der hohe Vitamin-B-Complex in Spirulina hilft bei Stress und beugt Depressionen und Schizophrenie vor

* Spirulinas Vitamin B12 und die Glykolipide schützen die Nervenzellen

* Spirulinas Vitalstoffprofil hilft bei Neurodermitis, indem es zu seelischem Ausgleich und zur Stärkung des Selbstbewusstseins führt

Entgiften mit Spirulina

In den letzten 30 bis 40 Jahren sind die Belastungen mit Umweltgiften in den industriellen Ballungsgebieten stark angestiegen. Eines der gefährlichsten Umweltgifte ist das Blei, dessen Aufnahme in den menschlichen Organismus sowohl aus der Luft, als auch durch die Nahrung und das Wasser erfolgt. Wer mit der Nahrung zuwenig Calcium, Eisen und Eiweiß aufnimmt, läuft Gefahr, zuviel Blei durch den Magen-Darm-Trakt zu absorbieren. Das Metall gelangt ins Blut, zirkuliert lange Zeit - an Aminosäuren gebunden - im Organismus und lagert sich vor allem im Knochengewebe sowie in Leber und Nieren ab.

Spirulina enthält in wohl dosierter, qualitativ hochwertiger und bioverfügbarer Form genau jene Substanzen, die zum Ausscheiden von Blei und zum

Schutz des Immunsystems beitragen: Nämlich die heilenden Frequenzen des Lichts, Calcium, Magnesium, Eisen, Selen, schwefelhaltige Aminosäuren und die Vitamine A, B und E. Diese Vitalstoffe sowie SOD und andere Enzyme stellen einen starken Oxidationsschutz dar, verringern die toxische Wirkung von Freien Radikalen und schützen unsere Zellen.

Bei einer weißrussischen Studie mit 16 bleibelasteten Fabrikarbeiterinnen wurde nach der Nahrungsergänzung mit täglich 5 Spirulinatabletten in allen Fällen eine Abnahme der Bleiwerte im Blut und im Harn festgestellt. Nach zweimonatlichem Verzehr von Spirulina hatte sich das MAD-Niveau[1] deutlich verringert und zeigte normale Werte. Die Bleiwerte in Blut und Urin verringerten sich auf die WHO-Normalwerte. Es zeigte sich eine Erhöhung wichtiger Enzyme im Lipidoxidationssystem und im Antioxidationssystem, der Bleisaum an den Zähnen verschwand, der Gewebezustand des Zahnfleisches verbesserte und die Infektionsanfälligkeit in der Mundhöhle verminderte sich. Damit konnten die Forscher Loseva und Urinok von der *Klinik des wissenschaftlichen Forschungsinstituts für Strahlungsmedizin und Endokrinologie* in Minsk folgendes beweisen:

Der Verzehr von Spirulina als Nahrungsergänzung wirkt bei einer Belastung mit dem Schwermetall Blei ausleitend

Diese Studie zeigt aber auch, wie sinnvoll die tägliche Ergänzung der Nahrung mit der blaugrünen Alge in den Industrieländern ist; besonders im Hinblick auf die Vorbeugung von Krankheiten (Naturheilpraxis 5/2000). In einer Reihe von weiteren wissenschaftlichen Untersuchungen, die Sie in meinem Buch *Spirulina, das blaugrüne Wunder* mit genauen Quellenangaben nachlesen können, wurde festgestellt, dass die Mikroalge auch Quecksilber und radioaktive Substanzen auszuscheiden vermag. Letztere an Tschernobyl-Kindern durchgeführte Studien sind besonders beeindruckend und können die Angst vieler Menschen vor radioaktiven Strahlen zumindest etwas reduzieren. Siehe auch Kapitel: *Schutz vor radioaktiven Strahlen.*

Übermäßiger Medikamentenkonsum, Drogen- oder Alkoholabusus und Gifte in Nahrungsmitteln oder in der Umwelt können dazu führen, dass unsere Leber sich entzündet (Hepatitis). Auch in diesem Fall kann Spirulina eingesetzt werden, um das Entgiftungsorgan zu unterstützen und zu regenerieren. Zudem hilft Spirulina, negative Nebenwirkungen von medikamentösen

---

[1] Eine der negativen Folgen der Lipidperoxidation ist die Bildung von Malondialdehyd (MAD). Dieses Aldehyd, das sich mit Eiweiß bindet, bildet unlösliche Komplexe, die sich in den Zellen ansammeln und diese schädigen können. Es wird angenommen, dass sich dieser verändernde Effekt der aktiven Sauerstoffformen negativ auf den genetischen Apparat auswirkt.

Behandlungen zu verhindern, indem es das Blut reinigt und die Entgiftungs- und Ausscheidungsorgane entlastet.

Brauchen Sie täglich Genussmittel, verwenden Sie die heilende und regenerierende Schraubenalge unbedingt regelmäßig

Dazu zählen nicht nur Alkohol, Kaffee und Tabak, sondern auch Schokolade, Bonbons und Eiscreme. Denn auch der exzessive Genuss von Süßigkeiten kann zu einer Fettleber bzw. zu schlechten Leberwerten führen. Aus der Mischung von Milch und Zucker entsteht nämlich im Körper Gärungsalkohol, der zu Übersäuerung führt und folglich Leber und Nieren schwächt.

Die Spirulinaalge hilft nicht nur bei der Ausscheidung von Stoffwechsel- und Chemiegiften, sie reduziert auch das Suchtverhalten, vor allem das Verlangen nach Süßigkeiten. Da alle Formen von Zucker Vitamin-B- und Calciumräuber sind, schützt die Alge somit zusätzlich Nerven und Knochen. Auch vor oder nach jeder röntgenologischen Behandlung ist der vermehrte Konsum des einzigartigen Lichtträgers zur Vorbeugung von Krankheiten angezeigt.

Besonders Diabetes, Blutstörungen, Herzgefäßkrankheiten, Schlaganfall und Grauer Star hängen mit dem Röntgen zusammen

(DER SPIEGEL 3/92). Unser Körper soll uns ja möglichst lange dienen. Daher ist es notwendig, dass wir pfleglich mit ihm umgehen und ihn vor Giften schützen. Die Schraubenalge, die selbst keinerlei schädliche Stoffe enthält, hilft dem Körper, schädliche Stoffe auszuscheiden. Dies kann natürlich anfänglich zu Symptomen führen, die auf eine Heilreaktion hindeuten. Siehe hierzu auch Kapitel *Welche Reaktionen können vorkommen?*

* Spirulina befreit unseren Organismus von Chemikalien und regeneriert unsere Entgiftungs- bzw. Ausscheidungsorgane (Leber und Nieren)

* Wer täglich Genussmittel konsumiert, benötigt die Schraubenalge zur Ausleitung der Genussgifte

* Spirulina scheidet Gifte, Schwermetalle und ionisierende Strahlen aus

* Die Alge reduziert die Nebenwirkungen von chemischen Arzneien

* Die Entgiftung erfolgt über die verschiedenen Kanäle der Ausscheidung (Harnwege, Atemwege, Darm und Haut)

II. SPIRULINA PLATENSIS

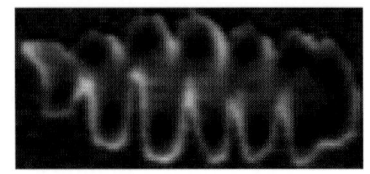

Was ist Spirulina?

Nun haben Sie schon eine ganze Menge über den Segensreichtum des *Blaugrünen Wunders* erfahren. Folgend möchte ich Ihnen die Herkunft der vielversprechendsten Alge unseres Planeten erläutern:

Die Klassifikation von Spirulina

Gruppe 11	Oxigenisch-phototrop. Bacteria
Familie	Cyanobacteria
Ordnung	Oscillatoria (Untergruppe 3)
Gattung	Spirulina
Spezies	Platensis

Früher wurde die spiralförmige Mikroalge als Arthrospira platensis, heute fast nur noch als Spirulina platensis bezeichnet. Auf den warmen alkalischen Seen subtropischer Breiten bilden die Schraubenalgen einen im Sonnenlicht fluoreszierenden blaugrünen Teppich und dienen Fischen und Vögeln als Hauptnahrungsmittel. Die bezaubernden Flamingos, die in der Umgebung ostafrikanischer Sodaseen leben, verdanken ihre rosa Farbe der blaugrünen Alge, deren Carotinoide durch das blaue Pigment Phycocyan und das grüne Chlorophyll verdeckt sind.

„Auf dem Scheitelpunkt zwischen Pflanze und Tier"
werden die blaugrünen Mikroalgen jedoch als der Pflanze
ein wenig höher gestellt betrachtet,

da sie keinen echten Zellkern und auch nicht die pflanzentypischen harten Zellwände besitzen. Die einzelligen Biokraftwerke benötigen Sonnenlicht zur Nutzung des organischen Kohlenstoffs. Je größer die Lichteinwirkung, desto schneller und größer wachsen sie.

Die zylindrischen Zellen werden bis zu einem Millimeter groß und können daher mit dem bloßen Auge noch erkannt werden. Sie vermehren sich auf ungeschlechtlichem Wege durch einfache Abschnürung der Fäden, also durch einfache Zellteilung ohne DNS-Duplikation. Spirulinas Chlorophyll ist das gleiche wie das der Pflanzen, nur ist es überall in der Zelle verteilt und nicht wie bei Grünpflanzen nur auf den Chloroplasten beschränkt.

Spirulina gedeiht am besten in sehr warmen alkalischen Seen (35 – 40 Grad Celsius) mit einem Salzgehalt von 15 bis 20 % (Meerwasser enthält nur 3 % Salz) und einem pH-Wert von 8 - 11. Anderen Organismen ist dieses Milieu zu salzig und zu hoch temperiert. Dadurch kann Spirulina einen hygienischen Zustand bewahren. Dies ist auch ein Grund, weshalb blaugrüne Algen sich von der Erdfrühzeit bis heute erhalten konnten. Sie halten nämlich nicht nur sehr heißen, sondern auch extrem kalten Temperaturen stand. Und sogar radioaktiven Strahlen. Zwar vermehren sie sich unter diesen extremen Bedingungen kaum, existieren aber weiter. In kaltem Milieu sehen Spirulinas Fäden wie sich schlängelnde Würmer aus, während sie in heißem Milieu ganz stark aufgedreht sind, wie wir das von der Telefonschnur kennen oder vom Gewinde einer Schraube. Stark gewickelt vermehren sich die daher auch als Schraubenalge bezeichneten Winzlinge am schnellsten und können ihre Biomasse in zwei bis fünf Tagen verdoppeln.

Es wäre also durchaus möglich, in unterentwickelten Ländern
in jedem Ort Salzwasserbecken anzulegen
und somit dem Welthunger ein Ende zu bereiten

Auch in unseren kühleren Breiten können künstliche Teiche angelegt werden. Solar beheizt, sorgen Spirulinabecken überall dort für Nahrung und bessere CO_2-Verhältnisse unserer Atemluft, wo die Sonne scheint, wie etwa im holländischen Barchen, wo der Bauer Gerrit Boeijink an einem Ende seines 6000 m² großen Algenbeckens Schweinegülle einleitet und am anderen Ende fast reine Algenbiomasse zum Füttern entnimmt. SPIEGEL 34/2000).

Im Sachsenanhaltischen Klötze steht die modernste Algenproduktionsanlage der Welt, wo die Organismen in Glasrohren gedeihen. Ich persönlich würde lieber im Freien gezüchtete und keine *Treibhausalgen* verzehren. Aber zur Beseitigung von Schadstoffen, zur Abwasser- und Abgasreinigung sowie als Energiequelle bieten auch solche Algen zahlreiche Möglichkeiten, um die Erde zu schonen und dem Treibhauseffekt entgegenzuwirken.

Geschichte des ältesten Nahrungsmittels

Vielleicht haben Sie auch anderweitig schon davon gehört oder gelesen, dass vor mehr als dreieinhalb Millionen Jahren blaugrüne Algen anfingen, die Sauerstoffatmosphäre unseres Planeten zu erschaffen. Es ist offenbar das blaue Pigment des Mikroorganismus, das den gemeinsamen Ursprung des Lebens von Pflanzen und Tieren einschließlich des Menschen darstellt. Denn die Molekularstruktur dieser in Spirulina mit etwa 15 % enthaltenen

Phytochemikalie weist sowohl Magnesium als auch Eisen auf und ist somit offenbar Vorgänger des Chlorophylls und des Hämoglobins.

Vorfahren der Spirulinaalge spalteten mittels Sonnenlicht Wassermoleküle, um von den umgebenden Mineralien und Gasen Kohlendioxid zu Kohlenhydraten und Stickstoff zu Aminosäuren und Proteinen zu verarbeiten. Bei diesem Prozess der Produktion von Nahrungsmitteln setzten sie Sauerstoff frei und schufen somit ein lebensfreundliches einheitlich geordnetes Ganzes. Damit bilden blaugrüne ne Algen ein Recyclingsystem mit Menschen und Tieren, die Sauerstoff benötigen und Kohlendioxid freisetzen.

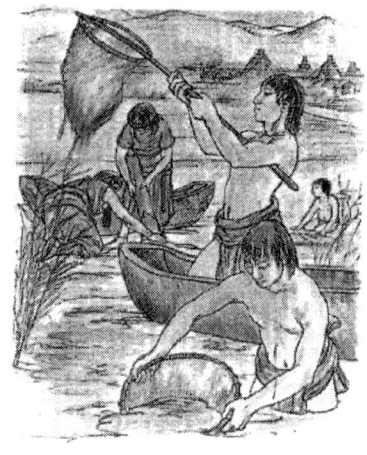

Die Mayas und Azteken des antiken Zentralamerikas schätzten bereits die stärkende und regenerierende Wirkung der Alge und verwendeten sie täglich in ihrer Nahrung. Mit Körben schöpften sie den grünen Schlackenschaum aus dem seichten Wasser des Texcocosees.

Einige Spirulinaforscher sind der Auffassung, dass es sich bei der an Felsen und Böden Krusten bildenden Flechtenart, die als eine Kombination zwischen Pilz und blaugrüner Alge beschrieben wurde, um das in der Bibel erwähnte *Manna* handelte, das Gott den Israelis gegeben haben soll, als sie in der Wüste hungerten. Daneben gibt es mehr als zwei Dutzend konkretere Beispiele von Nichtmeeresalgen, die als Eiweiß- und Vitalstoffquelle in Suppen, Soßen oder als Brotaufstrich verwendet wurden.

Als die spanischen Eroberer vor knapp 500 Jahren in das Aztekenreich (Mexiko) eindrangen, sahen sie, dass sich die Eingeborenen von breiigen Massen, Mais, Bohnen und einer grünen Substanz ernährten. Sie nannten letztere Algenkost *Tecuitlatl* und schrieben ihr eine geheimnisvolle heilende und stärkende Wirkung zu.

1827 war es ein deutscher Algenkundler, der die blaugrüne Mikroalge entdeckte und sie mit einem wissenschaftlichen Namen versah. Aber erst 1940 berichtete ein französischer Algenspezialist namens Dangeard und 1964 der belgische Botaniker Leonhard über die Gepflogenheiten des Kanembuvolkes, einen seltsamen blaugrünen Schaum von der Oberfläche des Tschadsees abzuschöpfen und diesen zu Kuchen trocknen zu lassen.

1967 wurde der japanische Forscher Hiroshi Nakamura auf vom *French National Petroleum Center* geleitete Spirulinaprojekte aufmerksam. Er war schon lange an Algen als Eiweißquelle für eine hungernde Welt interessiert und daher von der außergewöhnlichen Verwendungsvielfalt dieser besonders hochwertigen Alge begeistert. Nakamura und sein japanisches Team sowie sein amerikanischer Kollege Christopher Hills wurden Pioniere in der Spirulinaforschung.

Die Japaner sind heute weltweit führend im Spirulinakonsum. Ob es das *Blaugrüne Wunder* ist, das japanische Frauen und Männer länger leben lässt als die Bewohner anderer Industrienationen? Doch immerhin:

In Friesland backen schon mehrere Bäcker herzhafte Spirulinabrötchen, die reißenden Absatz finden

- Aus dem blauen Farbstoff Phycocyan hat sich vermutlich das Leben von Pflanzen und Tieren entwickelt

- Blaugrüne Algen stellten die ersten Lebensmittel her; Kohlenstoff verarbeiteten sie zu Kohlenhydrate, Stickstoff zu Aminosäuren und Protein

- Blaugrünalgen benötigen CO_2 und setzen Sauerstoff frei. Sie bilden ein Recyclingsystem mit sauerstoffabhängigen Lebewesen, die Sauerstoff ein- und Kohlendioxid ausatmen

- Das Überleben vom Präkrambrium bis heute verdanken die Algen ihrer Toleranz gegenüber extremen Temperaturen, hohem Salzgehalt, Giftgasen und sogar radioaktiver Strahlung

- Die Mayas und Azteken verwendeten das *Grüne Gold* in Breis, Mais- und Bohnengerichten zur Stärkung und Regeneration

- 1827 von einem Deutschen entdeckt und benannt, konnte Spirulina aber erst 140 Jahre später die gebührende Aufmerksamkeit auf sich ziehen

- Der Japaner Nakamura und der Amerikaner Hill gelten als Pioniere der Spirulinaforschung

Wie wird die Mikroalge gezüchtet?

Mitte der 40er Jahre wurde bei der Sodaproduktion am Texcocosee nördlich der Stadt Mexiko durch Zufall ausfindig gemacht, wie man die Spirulinaalge züchten kann. Das Flusswasser in einem künstlich angelegten Becken war mit Salzwasser angereichert worden, und dort war der Algenbewuchs noch üppiger, als auf dem See. So entdeckte man die Kultivierung der Wunder-nahrung.

Die bekanntesten Seen, in denen 35 Arten von Spirulina natürlich gedei-hen, sind der Tschadsee in Afrika, der Turkana-(Rudolf)see in Kenia, der Aranguadisee in Äthiopien und der Texcocosee in Mexiko. Die Kulturen wer-den in großen Glasbehältern aufbewahrt und bei Bedarf in mit lebensmittel-echter Kunststofffolie ausgekleidete Becken befördert.

Die Algen gedeihen, indem sie fortlaufend mittels
Schaufelrädern vorsichtig durchgemischt werden.
Somit gelangt viel Licht in jede Zelle, und der erzeugte
Sauerstoff kann besser in die Atmosphäre abwandern

Die folgenden Beschreibungen und Fotos stammen von den drei mir be-kannten Spirulinafarmen. Die erste Aufnahme zeigt die Farm auf Hawaii, die zweite die *Earthrise* Farm in der Wüste von Südkalifornien, und bei der drit-ten Sonnenfarm im Süden der Insel Taiwan handelt es sich um den Liefe-ranten für *Sanatur* Spirulina.

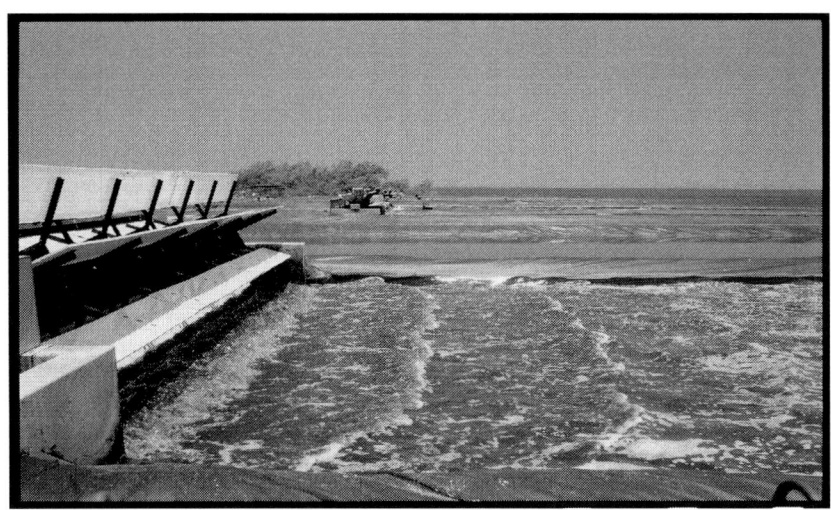

Das Wasser besteht im wesentlichen aus Soda (Natriumcarbonat), Stick-stoff, Phosphor, Eisen und weiteren Mineralien sowie Spurenelementen. Die Becken können mit unterschiedlichen Mineralstoffen *gedüngt* werden. Auf der Sonnenfarm im Süden der Insel Taiwan, wo *Sanatur*-Spirulina in reinem

Bergquellwasser gedeiht, und auch bei der *Earthrise*-Farm werden die Kulturen mit flüssigen Mineralien gespeist.

In Hawaii kommt lediglich Soda, d. h. Na₂CO₃ hinzu. Mehr ist offenbar aufgrund der vulkanischen Salze im Frischwasser nicht notwendig.

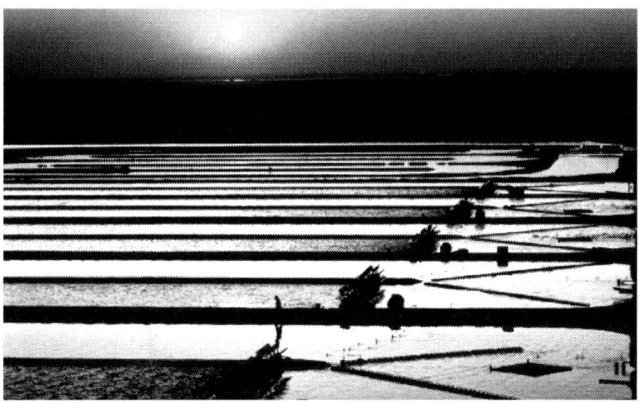

Die Ernte

Sind die Wetterbedingungen günstig, wird etwa einmal pro Woche geerntet. Da es nur eine Filteranlage gibt, werden die Becken nacheinander abgepumpt und zwar nur zu zwei Dritteln. Der Rest der Kulturen verbleibt zur Vermehrung der nächsten Generation. Das aufgefangene Wasser fließt dann wieder in die gleichen Becken zurück.

Auf Hawaii werden die hauchdünnen Spiralfäden mit feinen Gittersieben aus rostfreiem Stahl gefiltert. Dieses Verfahren schont die Kulturen, und es wird weit weniger Energie benötigt, als das z. B. mit Zentrifugen geschieht.

Während der Ernte mit den Stahlnetzen werden die Algen mehrmals mit Frischwasser gereinigt und danach mittels vibrierender Siebe konzentriert.

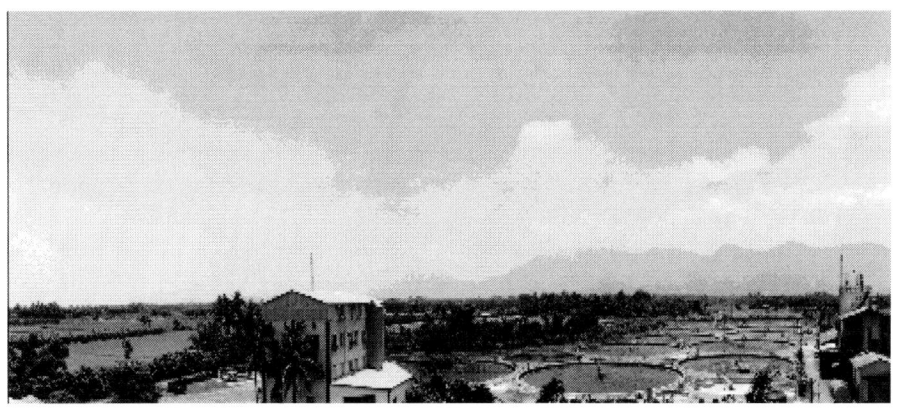

Das Trocknen

Früher wurden die Spirulinaalgen gefriergetrocknet. Dadurch waren sie zu lange dem Sauerstoff ausgesetzt, und es mussten Qualitätseinbußen hingenommen werden. Heute trocknen große Spirulinaproduzenten im Sprühtrockner. Das Schnellspray-Trockenverfahren der *Earthrise* und der *Taiwan Farm* dauert wenige Sekunden und garantiert den Erhalt der Vitalstoffe.

Der Trockenvorgang der hawaiianischen Firma *Cyanotech* nennt sich *Ocean Chill Drying*. Um die Luft im Trockner zu kühlen und gleichzeitig den Beta-Carotin- und Enzymgehalt optimal zu erhalten, wird aus 700 Meter Tiefe etwa 4 °C kaltes Meerwasser hochgepumpt.

Das aus den Trocknern kommende Spirulinamehl wird sofort in sauerstoffblockende Beutel vakuumverpackt und zum Verschiffer gebracht.

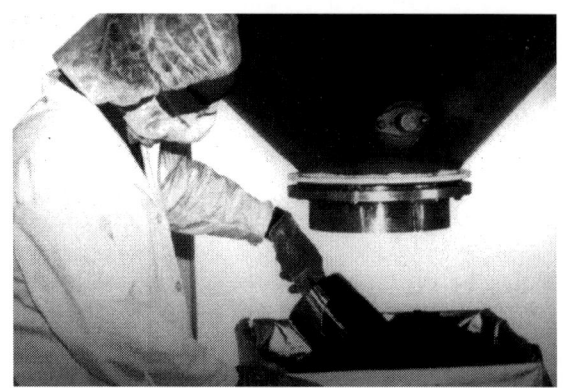

Das Pressen der Tabletten

Bei der Herstellung von Tabletten gibt es erhebliche Qualitätsunterschiede. Oft werden Tabletten mit billigen Bindemitteln auf schnell laufenden Maschinen in Formen gepresst und heiß ausgeworfen oder vor dem Pressen mit Granulaten verrührt. Dadurch wird das Algenkonzentrat längere Zeit dem Sauerstoff ausgesetzt. Bei solchen Verfahren muss mit Einbußen von bis zur Hälfte des Carotin-Gehalts gerechnet werden. Kaufen Sie also nicht irgendein billiges Spirulina, sondern achten Sie auf Qualität!

- 35 Spirulinaarten wachsen in Salzseen subtropischer Breiten. Aus ihnen werden die Kulturen entnommen und in Salzwasserbecken gegeben

- Schaufelräder mischen die Algen ständig durch, so dass sie besonders viel Licht speichern können

- Beim Trocknen werden hitzeinstabile Nährstoffe, Pigmente und Enzyme geschont, und das Pulver wird sofort vakuumverpackt verschifft

- Bei billig gepressten Tabletten sind hohe Vitalstoffverluste zu beachten

Spirulinas Verwendungsvielfalt im Überblick

* Zur Beseitigung des Welthungers und zur Vorbeugung von Kindersterblichkeit und Vitamin-A-Mangelerblindung

* Als Nahrungsergänzung zur Vorbeugung von Krankheiten

* Als leicht aufzubewahrende Überlebensmittel für Krisenzeiten

* Als Nahrung für Haus-, Nutz- und Zuchttiere und zur Intensivierung der Farben von Fischen und exotischen Vögeln

* Als natürliche Lebensmittelfarben dienen die extrahierten blauen und grünen Pigmente Phycocyan und Chlorophyll

* Bei der NASA im Allprogramm dient die Alge als Ernährung für Astronauten zur Reinigung der Luft und zur Umwandlung von Abfällen

* als natürlicher Dünger, Herbizid und Pestizid

* für pharmazeutische Zwecke, wie etwa die Isolierung aktiver und effektiver Bestandteile (z. B. antivirale Substanzen und Enzyme)

* als natürliche Kosmetik zur Verbesserung der Hautstruktur und zur Reduzierung von Cellulite

* zur Beseitigung von Schadstoffen und zur Abwasser- und Abgasreinigung

Spirulinaträume für das nächste Jahrzehnt

Wir kreieren unsere Realität mit unseren Gedanken. Daher fordere ich Sie zum Wohl aller Menschen auf, zusammen mit mir gedanklich eine bessere Zukunft zu erschaffen. Eine Zukunft, in der alle Bewohner unseres Planeten saubere Luft atmen, in artgerechten Behausungen leben und keinen Hunger leiden. Unsere Gedanken können wir auch in die Tat umsetzen, indem wir auf erneuerbare Energieformen umstellen, Biokost konsumieren (siehe Fußnote auf Seite 15) sowie umweltfreundlich geführte Unternehmen unterstützen und somit für eine sichere Zukunft sorgen. Wenn wir auf umweltfreundliche Energie setzen, wie das Bill Gates mit seinem Riecher für exzellente Geschäfte gleich nach der Verabschiedung des neuen *Erneuerbaren-*

Energie-Gesetzes tat, muss kein Volk mehr das andere um seine Boden-
schätze beneiden. Kein Herrscher sieht sich mehr veranlasst, Kriege um
Ressourcen zu führen und andere Länder zu besetzen oder auszubeuten.

Folgend habe ich zehn Spirulinaträume stichpunktartig aufgeführt, die ich
mir bis zum Jahr 2010 realisiert wünsche. Nutzen auch Sie die Kraft der
positiven Gedanken!

Bitte helfen Sie mit an der Erschaffung
einer sinnvolleren Zukunft!

- In allen Dörfern armer Länder sorgen Spirulinafarmen dafür, dass kein
  Mensch mehr Hunger leiden muss

- Ärzte verschreiben blaugrüne Algen und andere natürliche Heilmittel, so
  dass sich der Gesundheitsstatus der Menschen erheblich verbessert

- In Kindergärten und -Tagesstätten gehören Spirulinagerichte zum Alltag,
  daher gibt es kaum noch hyperaktive Kinder

- In Seniorenwohn- und -pflegeeinrichtungen wird das *Grüne Gold* zur
  Stärkung der Abwehr- und der Nervenkraft täglich verabreicht

- Zum Ausgleich von Nährstoffmangel wird vielen Lebensmitteln das Al-
  genmehl zugesetzt

- Fastfood-Restaurants überbieten sich gegenseitig mit wohlschmecken-
  den Spirulina-Grünkern- und Gemüseburgern

- Als immunsystemstabilisierender Tierfutterzusatz sorgt Spirulina dafür,
  dass der Arzneimitteleinsatz bei Schlachttieren reduziert wird

- Die Energiequelle Spirulina dient als Wasserstofflieferant für Brennstoff-
  zellen

- Spirulina-Biogasanlagen sorgen in vielen Häusern für Strom; aufgrund
  der Unabhängigkeit von den Multis gibt es keine Atomkraftwerke mehr
  und kein einziger Öltanker verseucht mehr unsere Meere

- Überall auf der Erde werden Algenproduktionsanlagen errichtet bzw.
  Betriebe, in denen Spirulinakulturen organische Abfallstoffe in wertvolle
  Biomasse umwandeln.

Empfehlungen zur Einnahme

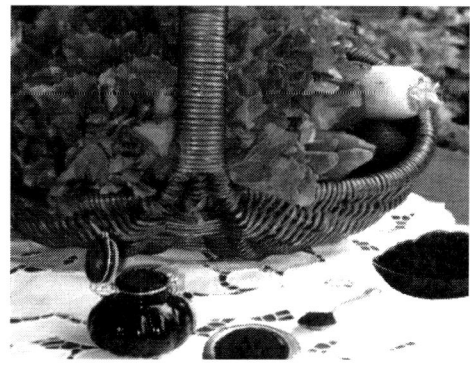

Wenn Sie Spirulina als Nahrungsergänzung zu sich nehmen, genügen
täglich 3 x 2 Tabletten.

Möchten Sie jedoch ihr Gewicht
reduzieren, nehmen Sie am besten
6 Tabletten, eine halbe Stunde vor
jeder Mahlzeit mit einem großen
Glas Wasser ein, oder 1 Teelöffel
Pulver in einem Frucht- oder Ge-
müsesaft.

Sofern Sie nicht nachweislich krank sind, sich aber auch nicht ganz gesund fühlen, weil Sie möglicherweise an einem schwer aufzuspürenden
Mangelsyndrom leiden, können Sie mit 3 x 3 bis 3 x 6 Tabletten oder 3 x ½
bis ¾ Teelöffel Spirulinamehl pro Tag ihre Nährstoffharmonie, Vitalität und
Leistungskraft wiedergewinnen.

Sind Sie hingegen krank und wollen Spirulinas heilende Wirkung unter
Beweis stellen, sollten Sie Ihrem Körper täglich 3 gehäufte Teelöffel bis
Esslöffel oder 3 x 8 bis 15 Tabletten zuführen. Oder alle auf einmal, wenn
Sie die Ration als Zwischenmahlzeit verzehren wollen.

Ob Sie Spirulina als Pulver oder Tabletten zu sich nehmen, liegt ganz bei
Ihnen. Unterwegs haben Sie besser einen kleinen Vorrat an Tabletten dabei.

Neigen Sie dazu, das Einnehmen von Tabletten zu vergessen, verwenden Sie daheim besser das Mehl in Säften, Brühen oder Mus

Der Hunger wird Sie stets daran erinnern, mal schnell eine halbe Avocado
mit Spiulinamehl, eine grüne Brühe oder einige Fruchtschnitten zu verzehren. Als Getränkezusatz oder in Apfelbrei eingerührt, geht die Zubereitung
dieser köstlichen Zwischenmahlzeiten fast genauso schnell wie das Befüllen
eines Wasserglases und das Abzählen der Tabletten.

Sofern Sie durch Krankheitszeichen daran erinnert werden, dass Ihrem
Körper etwas fehlt, z. B., wenn die Augen brennen oder der Hals kratzt, lutschen Sie einige Tabletten. Auf diese Weise können Spirulinas wertvolle
Wirkstoffe mit dem Speichel vermischt besonders schnell über die Mund-
schleimhaut ins Blut gelangen. Meine allergische Reaktion auf Katzenhaare
habe ich auf diese Weise meist 5 Minuten später wieder vergessen.

- Als Nahrungsergänzung bei ausgewogener Kost 3 x 2 Tbl. Oder 3 x ¼
  TL Pulver, bei einseitiger Ernährung die zwei- bis dreifache Menge

- Zur Gewichtsreduktion 6 Tbl. oder 1 gestrichener TL ½ Std. vor jeder Mahlzeit mit ¼ bis ½ Liter Flüssigkeit

- Bei Unwohlsein 3 x 3 bis 3 x 6 Tbl. oder 3 x ½ - 1 TL

- Im Krankheitsfall 3 x 10 Tbl. oder 3 x 1 gehäuften TL Pulver

Welche Reaktionen können vorkommen?

Spirulina ist ein Lebens- oder Nährmittel und kein chemisches Präparat. Eventuelle Nebenwirkungen des täglich verwendeten Algenkonzentrats sind daher positiver Art, denn sie zeigen die Ausscheidung von Giften an. Bei Unwohlsein oder Schmerzen ist es dennoch ratsam, wenn Sie sich ganz langsam an dieses vitalstoffreiche Naturprodukt gewöhnen, denn

aufgrund des hohen Reinigungseffekts der blaugrünen Alge
kann es zu anfänglichen Blähungen, Durchfällen oder zu Schmerzen
durch die sich lösenden Säurekristalle kommen

Daher ist es besser, in den ersten drei Tagen nur drei mal eine Tablette einzunehmen und die Dosis alle drei Tage um eine zu erhöhen. Um den Entgiftungsprozess zu fördern, sollten Sie täglich 6 - 8 Gläser reines Wasser ohne Kohlensäure trinken.

Selbst wenn Sie anfangs keine Nebenwirkungen hatten, nach einigen Wochen kommt es gewöhnlich zu ganz natürlichen Reaktionen. Denn, sofern Sie mindestens drei Tabletten pro Tag über 4 bis 6 Wochen nehmen, werden Sie in dieser Zeit ihre körpereigenen Abwehrkräfte bereits spürbar aufgebaut haben. Das bedeutet aber auch, dass die nun gestärkten und zum Schlag ausholenden weißen Blutzellen giftige Fremdkörper und Krankheitskeime unschädlich machen. Dadurch wird das Blut mit sämtlichen Trümmerteilen der Abwehrschlacht, also mit abgestorbenen Erregern und neutralisierten Schadstoffen, überschwemmt. Die Abwehrleichen dieser Antigen-Antikörper-Reaktion (Immunkomplexe) müssen natürlich beseitigt werden, da es sonst zu Immunkomplexkrankheiten, wie z. B. Autoimmunkrankheiten, kommen kann. Also, viel reines Wasser trinken!!! Sie können gewöhnliches Leitungswasser durch Wasseraktivierungsgeräte reinigen, es von den Frequenzen seiner Schadstoffe befreien und energetisieren, wie z. B. durch den MULTI PURE der Firma SANACELL, den SUNRISE WaterActivator der Firma SUNRISE ® SERVICES oder den GIE - Wasseraktivator der Firma AQUA LIGRO, so dass Ihr Wasser wie Quellwasser schmeckt.

(Infos: WASSERFORUM Odenwald, Am Rosengarten 1, 64720 Michelstadt
Sie können sich vorstellen, dass der Abwehrkampf in ihrem Körper nicht unbemerkt vonstatten geht. Und natürlich werden Sie Reaktionen haben. Psychisch sind Sie in der Regel zwar voll auf der Höhe. Aber

es kann sein, dass Sie häufige Ausscheidungen haben,
dass Ihre Nase läuft und Ihr Hals kratzt oder dass Sie
unter Schweißausbrüchen und Husten leiden.
Diese Reaktionen sind jedoch positive Zeichen der Heilung

Sind Ihnen diese Zusammenhänge nicht bewusst, mögen Sie nun trotz aller anfänglicher Begeisterung über Spirulinas positive Wirkungen sagen: *Na, das Zeug hilft ja auf Dauer gar nicht, denn ich habe schon wieder eine Erkältung.* Geben Sie aber nicht auf! Diese Symptome sind ganz normale Reaktionen des durch die Alge eingeleiteten Reinigungsprozesses, der üblicherweise nach 4 - 6 Wochen eintritt und mit Grapefruitkernextrakt, Papaya, Ananas, Lapachotee und mit viel reinem Wasser unterstützt werden kann. Nach dem Heringschen Gesetz kommt jede Heilung von innen nach außen. Symptome, wie Lymphknotenschwellung, Fieber, laufende Nase, Husten und Auswurf sind ganz natürliche Reaktionen des sich reinigenden Körpers.

Nach Abschluss dieser Ausscheidungsphase kann es je nach dem Grad der Vergiftung Ihres Körpers noch dreimal in Abständen von 4 - 6 Wochen zu solchen Reaktionen kommen. Während der folgenden Entgiftungsphase wird der Körper von Stoffwechselschlacken befreit. Darmreinigung, Heilfasten bzw. Einläufe und Saunagänge unterstützen die Entgiftung. In den nächsten beiden Phasen wird der zelluläre Stoffwechsel angeregt. Mit der gewonnenen Energie und den reparierten Zellen ist nach insgesamt 4 - 6 Monaten das Immunsystem wieder komplett aufgebaut. Mehr darüber und auch wie das seelisch-geistige Befinden aufgemöbelt wird, finden Sie in meinem Buch *Stärke dein Immunsystem und heile dich selbst.*

- Bei Reinigungsreaktionen wie Blähungen oder Durchfall mit 3 x 1 Tbl. beginnen und die Dosis alle 3 Tage um 1 Tbl. erhöhen.

- Nach 4 bis 6 Wochen können positive Ausscheidungssymptome auftreten, wie z. B. laufende Nase, Kratzen im Hals oder Husten

- Je nach Vergiftung des Körpers können Reaktionen noch dreimal auftreten. Trinken Sie zur Unterstützung der Reinigung viel reines Wasser!

- Nach 4 bis 6 Monaten ist das Immunsystem wieder komplett aufgebaut

Optimale Aufbewahrung zum Schutz
der Nährstoffe und Biophotonen

Im alten Ägypten wurden zur Konservierung edler Essenzen und Heilmittel violette oder goldene Behälter eingesetzt. Offenbar wußte man, dass wertvolle Pflanzenextrakte darin über längere Zeit ihre ursprüngliche Frische und Lebendigkeit behalten. Echnaton erkannte bereits, dass die Sonne Heilkräfte besitzt. Ob die alten Ägypter auch schon wußten, dass natürlich unter freiem Himmel wachsende Nahrungsmittel Lichtträger sind? Wir jedenfalls kommen langsam darauf, dass alle Organismen Sonnenkraft in Form von winzigen Lichtteilchen (Biophotonen) speichern. Siehe Kapitel *Einzigartige Lichtnahrung für unser Wohlbefinden.*

Damit die in Spirulina reichlich gespeicherten Lichtquanten in unsere Zellen gelangen und sich nicht irgendwo im Raum verflüchtigen, ist es wichtig, das Algenkonzentrat luftdicht und lichtgeschützt zu lagern

Meinen Vorrat an Spirulinapulver und -tabletten bewahre ich neuerdings in einem Kellerraum in blauvioletten Glasbehältern in Metalldosen auf, deren Deckel durch Gummiringmetallverschlüsse bequem zu öffnen und zu schließen sind. Durch diesen Dreifachschutz hoffe ich, die Verluste an Vitaminen und Sonnenenergie zu minimieren. Verschwenden Sie also nicht Ihr gutes Geld, das sie für wertvolle Substanzen ausgeben, indem Sie die Deckel unachtsam schließen oder nicht die richtigen Aufbewahrungsgefäße wählen.

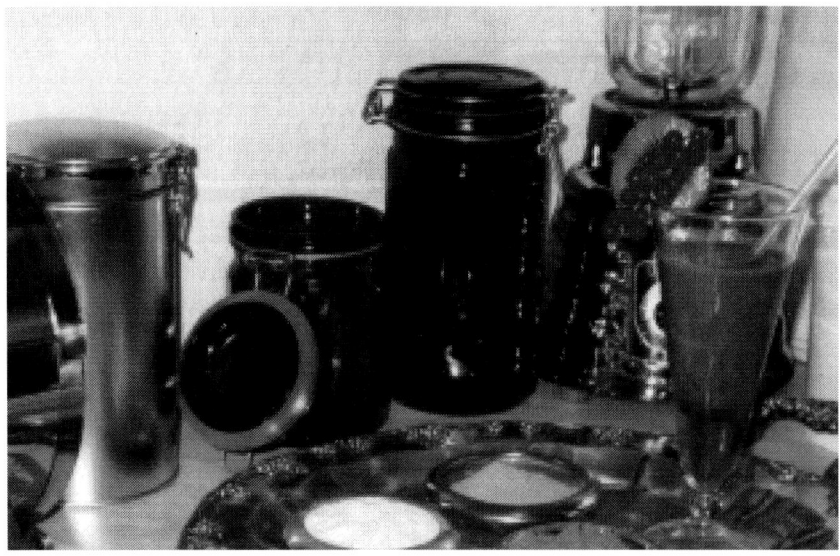

III. SPIRULINAS WERTVOLLEN INHALTSSTOFFE

Die einzigartigen Wirkstoffe der blaugrünen Mikroalge

Bevor wir zu den außergewöhnlichen Wirkstoffen in Spirulina kommen, möchte ich auf den hohen Gehalt von mehr als 60 Prozent leicht verdaulichen Proteins hinweisen, da dieser bei den heutigen Problemen mit der nicht artgerechten Fütterung von Schlachttieren an Bedeutung gewinnt

Phycocyan stärkt das Immunsystem und entgiftet den Körper
Dieses immunstimulierende, nur in Blaugrünalgen zu findende blaue Pigment erhöht die Lymphozytenaktivität und sorgt für angemessene Zellkontrollfunktionen. Somit hemmt es Wachstum, Verbreitung und Neubildung von Krebs u. a. bösartige Krankheiten. Zudem fanden Fukino und seine japanischen Kollegen, dass Phycocyan Schwermetallvergiftungen vorbeugt sowie die Vergiftung der Nieren und damit das Versagen dieser Organe verhindert.

Man kann davon ausgehen, dass Phycocyan den *gemeinsamen* Ursprung des Lebens von Pflanzen und Tieren einschließlich des Menschen darstellt. Denn die Molekularstruktur weist Magnesium wie in der Pflanzenzelle und Eisen wie in der tierischen bzw. menschlichen Zelle auf und ist somit offenbar der Vorgänger des Chlorophylls und des Hämoglobins.

Spirulina enthält bis zu 15 % Phycocyan. In einer neueren Studie stellten Vadiraja und Kollegen fest, dass Spirulinas Phycocyan unter anderem die Leber vor dem gefährlichen Lösungsmittel Tetrachlorkohlenstoff schützt.

* Phycocyan hemmt Krebs und andere bösartige Erkrankungen

* Spirulinas blaue Pigmente entgiften und schützen die Nieren

* Phycocyan beugt Schwermetallvergiftung vor

SOD verzögert den Alterungsprozess und verlängert das Leben
Eines der Sauerstoffradikale, Wasserstoffperoxid oder -superoxid und sein Zerstörer Superoxiddismutase (SOD) wurden 1968 von dem Biochemiker Irwin Fridovich der *Duke University* und seinen Kollegen entdeckt (Kotulak 1991). Damit war der Langlebigkeitsforschung ein Durchbruch gelungen. SOD wird vom Körper zum Schutz vor schädigenden Umwelteinflüssen synthetisiert. Je mehr wir davon haben, desto länger können wir leben. Unser innerer Heiler sorgt also in seiner grenzenlosen Weisheit für jene Stoffe, die einen deutlichen Schutz gegen UV- und radioaktive Strahlen, Chemikalien, Abgase, Medikamente, erhitzte Fette, Sauerstoff und andere Radikale

bieten, sofern dem Organismus die zur Herstellung benötigte Mikronährstoffe oder Biophotonen zugeführt werden. Spirulina enthält alle Farben des Spektrums, speichert daher besonders viele Sonnenlichtteilchen und bietet neben dem lebensverlängernden Enzym auch jene Vitalstoffe, die der Körper zur Herstellung von SOD benötigt, vor allem Zink, Kupfer und Mangan.

Es ist somit ganz gleich, ob uns das traditionell biochemische Modell und die Relevanz der Nährstoffe sinnvoller erscheinen oder die moderne Biophotonenforschung. Ob Farben bzw. Licht oder chemische Elemente, sofern die Alge uns strahlende Gesundheit beschert, kann uns das einerlei sein. Solange sich Biochemiker und Biophysiker darüber streiten, ob die Zellen durch Mikronährstoffe aufgebaut werden oder durch die Frequenzen des Lichts (Farbe), sind wir gut beraten, uns mit sonnengereifter frischer Kost zu versorgen. Die Tatsache, dass es dokumentierte Personen gibt, die keine Nahrung zu sich nehmen, könnte allerdings zu dem Schluss führen, dass uns tatsächlich das Licht am Leben erhält. Das jedenfalls behauptet die Australierin Jasmuheen in ihrem Buch *Lichtnahrung*.

Versuche mit Zellkulturen und am lebenden Organismus haben ergeben, dass SOD-geschütztes Gewebe gesund bleibt, während ungeschützte Kulturen Krebs entwickeln. Viele Studien bezüglich der Aktivität von SOD in Krebszellen haben ergeben, dass der SOD-Spiegel bei Bösartigkeit drastisch herabgesetzt ist (Kugler 1994). Da dieses kraftvollste Antioxidans in Spirulina vorhanden ist, ist die blaugrüne Alge bestens in der Lage, vor den modernen Seuchen unserer Zivilisation zu schützen.

Dr. Richard Passwater zeigte 1991 in klinischen Versuchen, dass SOD äußerst aktiv gegen radioaktive Strahlung wirkt. Doppelblinde placebokontrollierte Studien mit an Blasentumoren leidenden Patienten, die sich einer hoch energetischen Strahlentherapie unterzogen, zeigten, dass SOD einen starken Schutz gegen ionisierende Strahlung bietet.

Die Schulmedizin verwendet dieses auch als Orgotein bekannte Enzym als entzündungshemmendes Mittel. Allerdings hat sich in Studien gezeigt, dass eine Ernährung mit ausreichenden Mengen von Kupfer, Zink und Mangan - jene Spurenelemente, die am Aufbau von SOD beteiligt sind - der Einnahme von SOD-Präparaten vorzuziehen ist. Denn die SOD-Aktivität im Gewebe zeigte sich nur bei nährstoffadäquater Kost. Dagegen blieb die medikamentöse Verabreichung ohne jegliche Wirkung (a.a.O.). Dies scheint mir eine   Bestätigung der Biophotonenforschung zu sein. Synthetisch ist eben nicht natürlich, wie Sie im gleichnamigen Kapitel nachlesen können.

* SOD wirkt verjüngend und verlängert das Leben

* Spirulina enthält SOD sowie alle Spurenelemente zu seiner Herstellung

* SOD schützt gegen Vergiftungen, Strahlenschäden u. a. Radikale

- Krebspatienten weisen einen geringen SOD-Spiegel auf

- Eine Kost mit den SOD-aufbauenden Mineralien Kupfer, Zink und Mangan zeigt im Gegensatz zum synthetischen Orgotein die entzündungshemmende Aktivität des SOD im Gewebe

Weitere enzymatische Heinzelmännchen in Aktion

Neben SOD wirken noch eine Menge anderer Enzyme als Biokatalysatoren. Als *Zündfunken* regulieren sie sämtliche Stoffwechselvorgänge und auch alle anderen körperlichen Prozesse und ermöglichen diese überhaupt erst. Ohne Enzyme könnten wir weder denken, noch atmen, noch verdauen. Je weniger Enzyme wir daher zu uns nehmen, desto weniger gut können wir denken, atmen und verdauen. Die enzymatischen Biokatalysatoren helfen bei Entzündungen, Blutergüssen, Zerrungen und Gelenkentzündungen. Sie lösen zudem die durch den Abwehrkampf weißer Blutkörperchen mit eindringenden Mikroorganismen und anderer Fremdkörper entstehende Immunkomplexe auf (Antigen-Antikörper-Reaktion).

Wir Menschen haben etwa 100.000 Gene, Bakterien dagegen nur 2000 bis maximal 3000. Als Cyanobakterium besitzt Spirulina laut Professor Günter Kahl vom Biologischen Zentrum der Universität Frankfurt von etwa 3000 Genen grob geschätzt 2000 proteincodierende Gene. Von den insgesamt 2000 Proteinen sind ein Teil Strukturproteine, ein anderer Teil Regulationsproteine, so dass man etwa mit 1000 - 1500 Enzymen rechnen kann. Jedoch sind wesentlich mehr Enzyme in der Zelle, da es zum einen mehr als ein Enzym für die gleiche Reaktion im Stoffwechsel gibt (Isoenzyme) und zum anderen die Enzyme vielfach chemisch verändert vorliegen, etwa durch Einführungen von Phospor- oder Acetylgruppen, um nur zwei zu nennen.[1]

Spirulina enthält aktives Vitamin B12

Viele populärwissenschaftliche Autoren, die sich mit dem Thema Ernährung befassen, schreiben, dass nur tierische Kost Vitamin B12 (Cobalamin) enthält. Dies führt zu Unsicherheit bei den Veganern. Vitamin B12 wird grundsätzlich von der mikrobialen Produktionsebene bezogen und ist daher auch im Cyanobacterium Spirulina sowie in Spuren in Sauerkraut, Miso, Pickles und anderen vergorenen Gemüsesorten enthalten. Selbst biologisch angebautes Getreide enthält das blutbildende Vitamin. Denn im Korn, das nicht mit Pestiziden totgespritzt wird, leben winzige Käfer und Insekten, die das einzige wasserlösliche Vitamin, das im Körper gespeichert wird, enthalten.

---

[1] Persönliches Gespräch vom 22.5.2000

Bis vor kurzem wurde für die Bestimmung des Vitamin-B12-Gehaltes in Nahrungsmitteln ein Verfahren verwendet, das nicht selektiv ist für die Form von Vitamin B12, die für den menschlichen Stoffwechsel verwertbar ist. Die Werte fielen daher zu hoch aus. Mit der gegenwärtig verwendeten alternativen mikrobalen Wachstumsanalyse, wird selektiv das menschlich aktive Vitamin B12 bestimmt. Bei diesem Verfahren wird dem isolierten Mikroorganismus Ochromonas malhamensis, der nur in Anwesenheit von Vitamin B12 wachsen kann, Spirulina beigegeben. Das Wachstum des Keims erfolgt nur in dem Maße, in dem das blutbildende, für Gehirn und Nervensystem wichtige Vitamin in seiner aktiven Form in Spirulina vorliegt. Bei diesem Verfahren ergibt sich ein Cobalamingehalt von 0,8 µg/g von Hawaii-Spirulina (Spirulina Pacifica)[1]. Knapp 4 g dieser Spirulinasorte würde also genügen, um die empfohlene Zufuhr von nur 3 Millionstel Gramm pro Tag zu garantieren. Auch die anderen Spirulinasorten scheinen genug Vitamin B12 zu liefern. Denn in 20 Jahren kamen keinerlei Beschwerden von seiten Spirulina konsumierender Veganer über einen Vitamin-B12-Mangel.

Die hochkonzentrierten Nähr- und Heilstoffe der Wunderalge

Selbst wenn die in der blaugrünen Alge gespeicherten kleinsten Sonnenlichtteilchen (Biophotonen) den wahren Wert dieser Wundernahrung ausmachen sollten, möchte ich es nicht versäumen, Ihnen einen Überblick über Spirulinas weitere Bestandteile, wie Pigmente, Polysaccharide, essentielle Fettsäuren, Sulfo- und Glykolipide sowie Vitamine und Mineralien zu geben.

Beta-Carotin als Krebsprophylaxe
Der blaugrüne Lichtträger enthält neben einem bunten Reigen immunstärkender Carotinoide mehr von dem lebenswichtigen Antioxidans Beta-Carotin als jede andere Pflanze. Viele Studien aus aller Welt lassen erkennen, dass der Konsum von carotinreichem Obst und Gemüse das Risiko, an verschiedenen Arten von Krebs zu erkranken, reduziert. Allerdings:

Vor synthetischen Carotin-Präparaten muss gewarnt werden!

Denn bei Studien in USA und Norwegen wiesen die Teilnehmer nach Einnahme von isolierten Carotin-Präparaten ein höheres Krebsrisiko auf, während sich ihr Risiko, an bösartigen Tumoren zu erkranken, beim Verzehr von

---

[1] Persönliches Gespräch mit Todd Lorenz, Wissenschaftlicher Direktor der Firma Cyanotech vom 16.11.2000

nur einer Karotte pro Tag um 40 % verringerte. Neben dem Krebsschutz sorgt Beta-Carotin für gesunde Haut und Augen sowie für ein stabiles Herz.

Chlorophyll entgiftet und reinigt das Blut

Chlorophyll ist als blutreinigender und entgiftendender Phytonährstoff bekannt. Das sogenannte *grüne Blut* unterscheidet sich vom roten Blutfarbstoff Hämoglobin lediglich durch seinen Magnesiumkern. Letzterer gibt dem Chlorophyll die grüne Farbe, während der Eisenkern dem Hämoglobin die rote Farbe gibt. Diese Ähnlichkeit mit dem roten Blutfarbstoff ist offenbar einer der Gründe für Spirulinas positiven Effekt gegenüber Anämie. Denn sie macht eine Umwandlung von Chlorophyll in Hämoglobin möglich.

Neben seiner stimulierenden Wirkung auf die Hämoglobinbildung tötet der Sauerstoffträger feindliche anaerobe Mikroben ab und bindet Schwermetalle, wie z. B. Blei, Quecksilber und Cadmium sowie chlorierte Kohlenwasserstoffe (Pestizide). Spirulina enthält etwas mehr als 1 % Chlorophyll.

Polysaccharide helfen beim Regulieren des Blutzuckerspiegels

Spirulina besteht zu 15 % aus diesen hochmolekularen Kohlenhydraten, vorwiegend in Form von Rhamnose und dem Reservekohlenhydrat Glykogen, das eine wichtige Rolle bei der Regulierung des Blutzuckerspiegels spielt (siehe unter *Die Alge hilft bei Diabetes* ...). Polysaccharide stimulieren die zelluläre Immunität, indem sie die Produktion der Makrophagen (große Freßzellen) sowie der Killer- und Helferzellen erhöhen.

1996 stellten Hayashi und Kollegen fest, dass ein Wasserextrakt der Blaugrünalge (Calcium spirulan) die Replikation von „HIV-I", Herpes simplex und anderen Viren hemmt. Neben der antiviralen und antibakteriellen Aktivität beeinflussen Spirulinas Polysaccharide die Blutgerinnung und zeigen laut Peschanel ebenfalls an Tumorzellen vielversprechende Ergebnisse.

Gamma-Linolensäure hemmt Entzündungen und regelt Hormone

Fettsäuren sind die Bausteine, aus denen Fette und Öle zusammengesetzt werden. Der Körper benötigt Fette, aber nur diejenigen, die er selber nicht herstellen kann, nämlich die essentiellen Fettsäuren, auch Vitamin F oder kurz EFA (essential fatty acids) genannt.

Die in Spirulina reichlich vorhandenen EFA, Vorläufer der Prostaglandine[1], sorgen für schöne Haut und Haare sowie für niedrige Blutdruck-, Cholesterin- und Triglyzeridwerte. Sie werden für die normale Entwicklung und

---

[1] Hormonartige chemische Substanzen, die als Boten und Regulatoren bei den unterschiedlichsten Körperprozessen agieren.

Funktion des Gehirns benötigt und helfen bei Herzkreislauferkrankungen sowie bei Candida, Ekzemen und Psoriasis.

Spirulina enthält etwas mehr als 5 % Lipide oder Fette, wobei es sich überwiegend um essentielle Fettsäuren handelt. In der Analyse im Anhang sind nur die wichtigsten, die Linol- und die Gamma-Linolensäure (GLA) aufgeführt; sie machen zusammen 211 mg pro EL Spirulinapulver aus. Andere in der Alge vorhandene essentielle Fettsäuren sind DHA, Alpha-Linolensäure und Dihomogamma-Linolensäure.

Der Gehalt an Gamma-Linolensäure, die sonst nur noch in der Muttermilch und in Ölextrakten der Nachtkerze, des Hanf- und Borretschsamens und der Schwarzen Johannisbeere vorkommt, ist in Spirulina mit 110 mg pro EL beachtlich hoch. Im Vergleich dazu enthält eine 500-mg-Kapsel Nachtkerzenöl nur 45 mg. GLA macht 20 bis 25 % von Spirulinas Gesamtlipiden aus, beim Nachtkerzenöl ist es nur 9 %. Gamma-Linolensäure hilft beim Regulieren des gesamten hormonellen Systems. Tierische Fette - ausgenommen Fischöl - und Alkohol können einen Mangel an GLA hervorrufen. Studien zeigen, dass ein solcher Mangel zu vielen Gesundheitsproblemen führen kann. Daher ist eine Nahrungsquelle wie Spirulina besonders wichtig.

Sulfolipide und Glykolipide wirken gegen Krebs und AIDS

Vierzig Prozent der in Spirulina enthaltenen Lipide sind Glykolipide und etwa 2 % Sulfolipide. Bei letzteren handelt es sich nachweislich um eine wertvolle Anti-Krebs- und Anti-AIDS- Substanz.

Im Jahre 1989 initiierte das *National Cancer Institut* der USA (*NCI*) eine Untersuchung, bei der Gustafson und Kollegen herausfanden, dass die Sulfolipidanteile der Glykolipide in blaugrünen Algen sich *bemerkenswert effektiv* gegen das *Human-deficiency-Virus* zeigten. Und zwar insofern, als sie die T-Zellen gegen die toxische Wirkung des HIV-1 schützen. Mittlerweile sind zwölf lange Jahre vergangen, und ich frage mich, wieso bisher noch keine Spirulinaalgen gezüchtet wurden, die aufgrund von veränderten Wachstumsbedingungen höhere Sulfolipidanteile enthalten. Die in die riesigen AIDS-Fonds geflossenen Mittel scheinen nur dazu genutzt worden zu sein, um noch mehr zellschädigende Drogen auf den Markt zu bringen.

> Informieren wir Personen mit Krebs, AIDS und anderen Immunmangelkrankheiten über die guten Ergebnisse mit der blaugrünen Alge, anstatt unser gutes Geld für noch mehr destruktive Pharmazeutika zu spenden. Sonst kann es passieren, dass wir unsere Leiden mitfinanzieren und uns an etwas beteiligen, das sich zum größten Massensterben aller Zeiten entwickeln könnte, das in Afrika schon seine verheerende Auswirkung gezeigt hat.

Spirulinas Vitamine beugen Mangelerkrankungen vor

Im menschlichen Organismus arbeiten Vitamine als Wirkstoffe mit den Enzymen zusammen und ermöglichen somit den angemessenen Ablauf aller körperlichen Funktionen. Da Vitamine in der Regel nicht im Körper des Menschen hergestellt werden, müssen sie vom biochemischen Standpunkt her regelmäßig mit der Nahrung aufgenommen werden. Natürliche Vitalstoffe aus Wildkräutern, Baum- und Feldfrüchten sowie Spirulina und andere konzentrierte Nahrungsergänzungsmittel sind den synthetischen Multivitaminpräparaten vorzuziehen, da künstliche Stoffe im Verdacht stehen, Allergien und andere Nebenwirkungen auszulösen. Zum anderen kann es bei den fettlöslichen Vitaminen A, D, E und K zu Überdosierungen kommen, da diese vor allem in der Leber gespeichert werden. Spirulina enthält fast alle Vitamine, und zwar in ausgewogener Zusammensetzung.

Provitamin A (Carotinoide)	verhindert Nachtblindheit und beugt Augenerkrankungen vor; vermindert das Risiko, an Krebs zu erkranken.
Vitamin E (∝-Tocopherol)	Als *Rostschutzmittel* schützt es die Fette vor der Oxidation und verhindert *Altersflecken*. Vitamin E verbessert die Sauerstoffauswertung und wirkt sich positiv auf das Blutbild, die Fruchtbarkeit, die Muskulatur und das Gehirn aus Tagesbedarf = 1 EL Spirulina
Vitamin B1 (Thiamin)	Fördert die Funktionen von Nerven und Muskeln einschließlich des Herzmuskels. Eine Mangelerscheinung ist die Beriberi-Krankheit, die durch extrem einseitige Ernährung oder Alkoholabusus verursacht werden kann. Symptome sind Ödeme und Lebervergrößerung, schweres Atmen, taube Hände und Füße, Nervosität und Schwäche.
Vitamin B2 (Riboflavin)	spielt eine wesentliche Rolle beim Abbau und der Verwertung von Kohlenhydraten, Fetten und Eiweißen, sorgt für Energie, gesunde Haut und Augen. Mangelerscheinungen, die durch Alkohol, Antibabypille und Antidepressiva hervorgerufen werden können, sind spröde Lippen, wunde Mundwinkel, Lichtempfindlichkeit und Sehschwäche.
Vitamin B3 (Niacin)	Nicotinsäure und Nicotinamid, zusammenfassend als Vitamin B3 bezeichnet, kann aus der Aminosäure Tryptophan gebildet werden. Es ist am Funktionieren des Nerven- und Verdauungssystems sowie am Hirnstoffwechsel

	beteiligt, wirkt gefäßerweiternd, sorgt hoch dosiert für eine Rötung der Haut. N. ist wichtig für die Zellatmung und -energie. Ein Mangel kann zu Pellagra führen, eine Krankheit, die sich durch Pusteln, Durchfall, Kopfschmerz und Depressionen bemerkbar macht.
Vitamin B5 (Panthothen- säure)	als *Anti-Stress-Vitamin* bekannt; an der Produktion entzündungshemmender und nahrungsverwertender Kortikoide und der Geschlechtshormone beteiligt. Stärkt die Abwehrkräfte, macht fit und schlank. Durch vorwiegenden Konsum von Fertiggerichten, Weißmehl, Süßigkeiten und Alkohol kann ein Mangel entstehen, der sich durch Müdigkeit, Kopfschmerz, Übelkeit, Kribbeln und Taubheitsgefühl, Bauchweh, Muskelkrämpfe sowie durch Anfälligkeit für Infektionen der oberen Atemwege bemerkbar macht.
Vitamin B6 (Pyridoxin)	ist an der Eiweiß- und Fettverdauung beteiligt, fördert das Wachstum, sorgt für gute Nerven, wirkt entwässernd und stärkt die Immunabwehr. Bei extrem hoher Eiweißzufuhr, starkem Alkoholkonsum und starker körperlicher Belastung sowie durch die Einnahme von Antibabypille und Schmerzmittel kann es zu einem Mangel kommen. Dieser zeigt sich durch wunde Mundwinkel, Infektionsanfälligkeit, Reizbarkeit und Niedergeschlagenheit sowie durch eine schlechte Haut.
Vitamin B12 (Cobalamin)	wird von Mikroorganismen gebildet und als einziges wasserlösliches Vitamin im Körper gespeichert, so dass die Versorgung über Jahre hinweg gesichert sein kann, falls keine massiven Magen - oder Darmschäden vorliegen. Letztere könnten das Fehlen des Intrinsic - Faktors, ein zur B12-Resorption benötigtes Glykoprotein, zur Folge haben. Cobalamin fördert die Produktion der roten Blutkörperchen im Knochenmark, sorgt für die Funktion des Nervensystems und wird bei der Zellteilung und zur Aktivierung der Folsäure benötigt. Sofern strenge Vegetarier keine vergorenen Lebensmittel (Sauerkraut, Miso) oder Spirulina konsumieren, kann es zu Mangelerscheinungen, wie Haut- und Schleimhautschäden, Nervenstörungen und Blutarmut kommen. Siehe Kapitel *Spirulina enthält aktives Vitamin B12.*

Biotin (Vitamin H)	Biotin ist wichtig für die Haut und den Haarwuchs sowie für das Zentralnervensystem. Zum anderen hilft es, Muskelschmerzen zu lindern. Ein Biotinmangel ist meist Folge einer geschädigten Darmflora.
Inositol	wirkt gegen Nervenschwäche und Angstzustände; hilft bei Störungen des Leberstoffwechsels, besonders bei Fettleber; regt Magen- und Darmtätigkeit an, verhindert Arteriosklerose und wird für die Spermienbildung gebraucht.
Folsäure	wichtig für Gehirn, Wachstum und Reproduktion, verhindert Fehlgeburten und Schäden des Fötus; sorgt für die Produktion roter Blutkörperchen und für das Funktionieren des Nervensystems. Mangel an F. kombiniert mit Eisenmangel ist der häufigste Vitalstoffmangel. Verursacht wird er durch Alkohol- und Tablettenkonsum sowie durch das Kochen und Braten der Nahrung.

Spirulinas Mineralien alkalisieren und harmonisieren

Mineralien sind Elemente des Staubes, der sich über die Jahrmillionen hinweg aufgrund der Abtragung von Gestein gebildet hat. Pflanzen benötigen sie zum Wachstum, und wir brauchen die pflanzlichen Mineralstoffe für eine ausgewogene Komposition von Körperflüssigkeiten, für den Aufbau der Knochen und des Blutes sowie für einen geregelten Spannungszustand der Muskeln einschließlich des Herz-Kreislaufsystems. Wie Vitamine, so wirken auch Mineralien als Coenzyme; sie sind an allen enzymatischen Aktivitäten beteiligt und befähigen den Körper, all seine Funktionen zu erfüllen. Fehlt nur ein einziges Salz, verändert sich das Verhältnis zu den anderen Salzen. Wird dieses Ungleichgewicht nicht korrigiert, kann die darauf folgende Kettenreaktion zu Krankheiten führen. Spirulina enthält ein ausgewogenes Sortiment von Mineralien und Spurenelementen in biologisch verfügbarer Form.

Nur durch Photosynthese pflanzlich verstoffwechselte Salze werden vom menschlichen Organismus optimal aufgenommen

Mineralsalzpräparate sind dagegen oft Ursache für Ablagerungen und Entzündungen. Außer von der blaugrünen Mikroalge können Sie die alkalisierenden Stimmungsaufheller auch von grünblättrigen Pflanzen, vor allem von Wildkräutern, beziehen. Aber Menschen wohnen selten so nah an abgasfreien Wiesen, dass sie sich täglich mit letzteren versorgen können. Daher bietet Spirulina folgende Mineralien ohne Abgase und Pestizide.

Bor	hilft beim Muskelaufbau, sorgt für gute Gehirnfunktion, fördert die Calciumabsorption und hilft dadurch, der Osteoporose nach der Menopause vorzubeugen.
Calcium	ist notwendig für die Bildung fester Knochen und Zähne. Es sorgt aber auch für einen regelmäßigen Herzschlag und für die Übertragung von Nervenimpulsen. Calcium senkt den Cholesterinspiegel und beugt Krebs, Osteoporose und Herz-Kreislauferkrankungen vor. Es aktiviert bestimmte Enzyme und ist an der RNS-DNS-Strukturierung beteiligt.
Chrom	schützt vor Herzkranzgefäßerkrankungen, sorgt für Energie, gleicht Blutzuckerschwankungen aus und beugt Arterienverkalkung vor. Chrom fördert den Fettabbau sowie den Aufbau von Muskelgewebe. Es kann gegen Osteoporose helfen und zur Verlängerung des Lebens beitragen.
Eisen	transportiert Sauerstoff zu den Zellen und sorgt für den Abtransport von Kohlendioxid zur Lunge. Es ist unerläßlich für die Bildung des roten Blutfarbstoffs (Hämoglobin) und des Muskelfarbstoffs Myoglobin. Das blutbildende Eisen beugt Anämien vor und ist wichtig für das Immunsystem.
Germanium	ist wichtig für das Gehirn und hilft gegen degenerative Erkrankungen. Es leitet Cadmium und Quecksilber aus. Weiterhin fördert es die Sauerstoffversorgung des Gewebes und beugt somit Schlaganfällen vor. Ebenso können mit Germanium Verbesserungen bei Arthritis, Krebs, Candida, chronisch-viralen Infekten und AIDS erreicht werden.
Kalium	sorgt für gesunde Nerven und reguliert den Wasserhaushalt, den Blutdruck und den Herzschlag. Es hilft, Schlaganfällen vorzubeugen und angemessene Muskelkontraktionen zu fördern. Diuretika, Durchfälle, Erbrechen und Abführmittel können zu einem Kaliumverlust führen.
Kupfer	ist ein wesentlicher Bestandteil vieler Enzyme, hilft beim Aufbau der Knochen, der roten Blutkörperchen sowie des Hämoglobins und bildet zusammen mit Zink und Vitamin C Elastin. Es hilft gegen Osteoporose, ist an der Färbung von Haut und Haaren sowie am Geschmacksempfinden beteiligt und sorgt für gesunde Nerven und Gelenke.

Lithium	zählt zu den Psychopharmaka und wird zur Vorbeugung und Behandlung manisch-depressiver Zustände eingesetzt.
Magnesium	bildet Knochen und Zähne und sorgt für angemessene Muskelkontraktionen. Es ist wichtig für die Übertragung von Nervenimpulsen und für die Aktivierung energieproduzierender Enzyme. M. hilft, den normalen pH-Wert aufrecht zu erhalten und beugt Herz-Kreislauferkrankungen, Osteoporose und einigen Krebsarten vor. Das basische Salz sorgt zudem für gute Laune und stabile Nerven.
Mangan	sorgt für den Eiweiß- und Fettstoffwechsel, für ein gesundes Immunsystem und gesunde Nerven. Es dient der Energiegewinnung, dem Knochenwachstum und der Reproduktion; hilft, Knorpel und Gelenkschmiere aufzubauen.
Molybdän	wird in Minimaldosen für den Stickstoffmetabolismus benötigt und hilft in den letzten Stadien der Umwandlung von Purinen in Harnsäure. Ein Mangel kann zu Krebs und zu Mund- und Gaumenbeschwerden führen.
Selen	sorgt zusammen mit Vitamin E für die Gesunderhaltung von Herz und Leber, verhindert als kraftvolles Antioxidans die Oxidation von Fetten und die Bildung von Freien Radikalen. Selen beugt einigen Tumorarten vor. Es wird für das Funktionieren der Bauchspeicheldrüse benötigt und sorgt für die Elastizität des Gewebes.
Zink	wird für die Proteinsynthese und den Collagenaufbau benötigt, sorgt für ein gesundes Immunsystem und fördert die Wundheilung. Zink ist wichtig für die reproduktiven Organe. Es schärft den Geschmacks - und Geruchssinn und schützt vor Adernverkalkung und Krebs.

Spirulinas einzigartiges Aminosäurenprofil
Die Vergiftung von Luft und Wasser sowie der durch verarmte und vergiftete Böden verursachte Mangel an Spurenelementen hat folgende Konsequenz:

Tests zeigten ein gefährlich niedriges Vorhandensein
von Aminosäuren im menschlichen Körper

(Bragg und Bragg 1992). Um uns vor diesem Mangel zu schützen, ist es wichtig, auf kontrolliert biologische Lebensmittel zurückzugreifen oder regelmäßig Spirulina zu konsumieren. Denn die mit allen essentiellen Aminosäuren ausgestattete Alge wird völlig schadstofffrei gezüchtet.

Fehlt nur ein einziges dieser Proteinbausteine, kann der Körper die Proteinsynthese nicht ordentlich durchführen

Die kann zu Wachstumsproblemen, Verdauungsbeschwerden oder Depressionen führen. Solche Probleme können auch auftreten, wenn Sie eine ausgewogene Ernährung zu sich nehmen, die genügend Protein enthält. Der Mangel an Verfügbarkeit von essentiellen Aminosäuren kann nämlich durch ganz andere Faktoren hervorgerufen werden, wie z. B. durch Tablettenkonsum, Infektionen, gestörte Absorption oder durch traumatische Ereignisse. Hier ist die entgiftende, entzündungshemmende, verdauungsfördernde und stimmungsaufhellende Wir-kung der blaugrünen Alge besonders von Vorteil.

Spirulina enthält - genau in der Zusammensetzung des menschlichen Körpers und seinen Bedürfnissen - alle essentiellen Aminosäuren, die notwendig sind zum Proteinaufbau, zur Blutbildung, zum Wachstum, zur Heilung und Reparatur des Muskelgewebes, zum Aufbau der Knochen, des Collagens und des Bindegewebes, zum Stabilisieren des Blutzucker- und Energiepegels sowie des Hormonhaushalts, zur Stärkung des Nervensystems, Unterstützung des Immunsystems ... ; wenn ich hier alle Funktionen aufführen wollte, müsste ich noch ganze Seiten schreiben, denn Aminosäuren sind jene Bausteine, aus denen alle Proteine aufgebaut werden, die für die Struktur alles Lebendigen sorgen und Anteil an allen das Leben erhaltenden Prozessen haben.

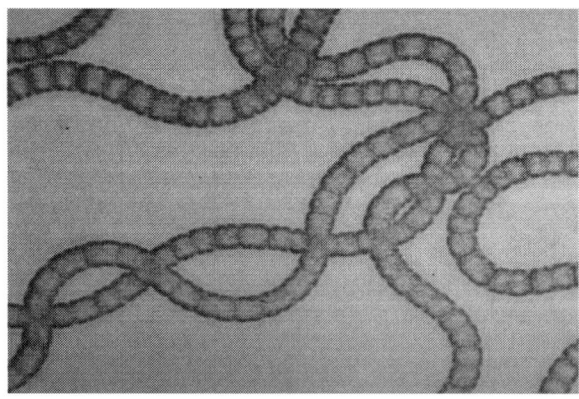

IV. Spirulinas gesundheitsfördernde Effekte

Bevor ich Ihnen die unglaublichen Erfolge des blaugrünen Naturheilers nahebringe, möchte ich es nicht versäumen, auf die Frage einzugehen, die mir fast immer gestellt wird, wenn ich die schlechte Qualität der heutigen Nahrung als Wurzel allen Übels darstelle: **Warum leben die Leute heute länger als früher, wo die Nahrung noch natürlich war?** Es stimmt, dass heutzutage die Lebenserwartung höher ist als vor 100 Jahren, aber zu welchem Preis? Sehen Sie sich in den Altenpflegeheimen um und urteilen Sie selbst, ob die Menschen dort wirklich leben oder nur langsam und qualvoll sterben. Unser Geburtsrecht ist es allerdings, gesund, glücklich und schmerzfrei zu sein! Warum wir heute länger leben, läßt sich anhand der Statistik beantworten: Chinesen und Amerikaner haben etwa die gleiche Lebenserwartung, mit dem Unterschied, dass letztere ab dem 50. Lebensjahr ein deutlich höheres Risiko haben, an Immunschwäche- bzw. Zivilisationskrankheiten, wie Allergie, Herz-Kreislaufversagen, Krebs, Rheuma u. a. zu leiden. Als Unterschied zwischen den beiden Nationen hat die Statistik die Konservierung der Lebensmittel entdeckt. Während die Amerikaner überwiegend von konservierter Nahrung existieren, leben die Chinesen von Frischkost.

Es ist offenbar so, dass Konservierungsstoffe nicht nur Lebensmittel, sondern auch ihre Verbraucher mitkonservieren!

Da nun aber künstliche Stoffe aufgrund ihrer zu großen Moleküle von den Zellen nicht aufgenommen werden, lagern sie sich ab und verursachen gesundheitliche Probleme. Dies ist die ganze traurige Wahrheit, und es beantwortet die Frage nach dem Älterwerden, oder besser gesagt, dem längeren Dahinsiechen des *zivilisierten* Menschen.

Das Netz wissenschaftlicher Studien, die Spirulinas Wirkungsvielfalt bestätigen, wird immer dichter. Von zahlreichen Universitätskliniken und anderen Forschungszentren überall auf der Welt wurde die urgesunde Lichtnahrung auf ihre Heilwirkungen hin untersucht, und die Ergebnisse sind mehr als vielversprechend. Bevor Sie die Alge aber im Krankheitsfall einsetzen, sollten Sie eine Darmsanierung durchführen, damit ihre wertvollen Nährstoffe vollständig absorbiert werden können und Sie das *Grüne Gold* nicht als *teuren Kot* bzw. *kostbaren Urin* ausscheiden und somit verschwenden.

Fast alle Krankheiten basieren auf verschlackte Darmwände

Diese Verkrustungen müssen erst gelöst werden. Wie Sie das tun können, erfahren Sie unter *Rank und schlank mit der Schraubenalge*.

Spirulina stärkt das Immunsystem

Unzählige Studien rund um den Globus ergaben, dass die natürlichen orangeroten, blauen und grünen Pigmente der Alge – Beta-Carotin, Phycocyan und Chlorophyll – das Immunsystem und die Zellkontrollfunktion bzw. Zellkommunikation stimulieren, Krebszellen selektiv zerstören und als Antioxidantien wirken. Außerdem stellten Mishima und Kollegen 1998 fest, dass ein sulfiertes Polysaccharid von Spirulina (Calcium spirulan) die Invasion und die Metastasierung von Tumoren hemmt. Weitere immunstimulierende Bestandteile sind die Mineralstoffe Eisen, Germanium, Mangan und Zink sowie die unzähligen Enzyme, die Entzündungen hemmen und Immunkomplexe auflösen. Des weiteren hilft das Vitamin B6 (Pyridoxin) bei Immunfunktionen und bei der Antikörperproduktion. Auch das in Spirulina reichlich vorhandene kraftvolle Antioxidans Vitamin E, die entzündungshemmende Gamma-Linolensäure sowie die Aminosäuren Lysin, Methionin und Threonin erhöhen und aktivieren die Immunzellen und stärken somit die Abwehrkräfte.

1987 konnten japanische Forscher nachweisen, dass die Aufnahme von 5 % Spirulina in der Nahrung die Lactobacillen in einem untersuchten Darmabschnitt um das Dreifache der Kontrollgruppe erhöhte. Lactobacillen gehören zu den nützlichen Mikroorganismen der Darmflora, die eindringende Krankheitskeime unschädlich machen. Besonders chemische Arzneien zerstören diese zum natürlichen Schutzschild unseres Körpers gehörenden sogenannten freundlichen Bakterien. Daher ist der Konsum von Spirulina besonders wichtig, wenn chemische Therapeutika, wie z. B. Schmerzmittel und Antibabypillen, eingenommen werden.

* Die wertvollen Bestandteile in Spirulina vermehren und aktivieren weiße Blutkörperchen, zerstören Krebszellen und hemmen die Metastasierung.

* SOD und andere Enzyme wirken als kraftvolle Antioxidantien, die Entzündungen hemmen und Immunkomplexe auflösen.

* Die Alge baut die Darmflora auf und stärkt die Abwehrkräfte

Spirulina wirkt entgiftend und nervenschonend

Gifte, ob in regelmäßigen kleinen Dosen über längere Zeit oder viel davon auf einmal dem Organismus zugeführt, können zu zahlreichen modernen Seuchen, wie Allergien, MS, Parkinson, Alzheimer und Neurodermitis oder auch zur Gürtelrose führen. Künstliche Stoffe überlasten das Immunsystem, führen zu chronischer Müdigkeit oder Belastungsschwäche und wirken schädigend auf die Nerven. Spirulinas Wirkung bei der Ausscheidung von

Schwermetallen, Stoffwechsel – und Chemiegiften wurde mehrfach von Fukino und anderen Forschern wissenschaftlich nachgewiesen. Siehe auch Kapitel *Entgiften mit Spirulina*.

Wer mit Pestiziden arbeitet oder damit eingesprühtes
Gemüse isst, sollte in jedem Fall Spirulina zu sich nehmen

und reichlich reines Wasser trinken, auch wenn sich Parkinson, MS oder andere *Zivilisationskrankheiten* schon entwickelt haben.

Die Übersäuerung der Körpersäfte führt dazu, dass die kristallisierten Säuren die feinen Nervenenden abschmirgeln und die Entzündungen der Nerven verursachen. Die Nervenfunktion wird dadurch eingeschränkt und die Impulsübertragung vom Gehirn zu den Muskeln unterbrochen.

Das in der Spirulinaalge enthaltene Vitamin B6 (Pyridoxin) stützt das Nervensystem und ihr Vitamin B12 (Cobalamin) baut die Schutzschicht der Nervenzellen auf. Auch die Glykolipide sind nützlich für die Myelinscheiden des Nervengewebes, denn es sind genau jene Bestandteile der Zellmembran, die hauptsächlich in der Myelinscheide des Nervengewebes zu finden sind und dort Bestandteile von Membranrezeptoren[1] bilden. Und nicht zuletzt sorgen Spirulinas Mineralien Calcium und Magnesium für den Abbau von Stresssäuren, helfen gegen Niedergeschlagenheit und sorgen für gute Nerven. Siehe auch Kapitel *Seelenbalsam für die neue Zeit*.

* Gifte im Körper können zu MS, Parkinson, Alzheimer u. a. Leiden führen

* Spirulina hilft beim Ausscheiden von Schwermetallen u. a. Fremdstoffen

* Das *Grüne Gold* baut die Schutzschicht der Nervenzellen auf.

* Die Basenkost wirkt gegen Übersäuerung und beugt Nervenschäden vor

Rasche Wirkung bei allergischen Reaktionen

Auch Allergien deuten darauf hin, dass der Körper schon bis zur Halskrause hinauf vergiftet und verschlackt ist. Chemische Arzneien, welche die Histaminproduktion hemmen (Antihistaminika) würden den Organismus zusätzlich

---

[1] Dabei handelt es sich um Empfangs - und Weiterleitungseinrichtungen, die vielfältige physiologische und biochemische Prozesse steuern.

belasten. Daher ist es sinnvoller, die antiallergisch wirkende Schraubenalge regelmäßig zu verwenden.

Durch eigene Erfahrungen weiß ich, wie schnell Spirulina für Erleichterung bei Überempfindlichkeitsreaktionen sorgt. Ohne den natürlichen Heiler würde ich unter Heuschnupfen, Nahrungschemie- und Tierhaarallergie leiden. Wenn ich ein paar Tage kein Spirulina verwendet habe, jucken meine Augen beim Streicheln von Katzen oder Kaninchen, und die Nase trieft beim Streifzug durch die Natur. Oder ich habe das Gefühl, an Schleim zu ersticken, wenn ich künstliche Stoffe aus der Nahrung aufnehme. Gewöhnlich genügen 3 - 4 Algentabletten mit einem großen Glas Wasser eingenommen oder besser gelutscht bzw. 1 Teelöffel Spirulinapulver in Fruchtsaft, um innerhalb von zwei bis sieben Minuten wieder beschwerdefrei zu sein.

Spirulina und reines Wasser sind die besten Mittel, um Personen mit Asthma u. a. Allergien sofortige Erleichterung zu bringen

Zum einen wird durch reichliche Zufuhr von Wasser ohne Kohlensäure die Histaminproduktion der Zellen gedrosselt. Zum anderen hemmen Bestandteile von Spirulina den Ausstoß der Histamin enthaltenden Mastzellengranula des Hautgewebes, wodurch sich die Reaktivität der Haut verringert. Neben ihrem antiallergischen Effekt geht die Alge auch an die Wurzel allen Übels und entgiftet den Organismus auf natürliche Weise. Bezüglich der Ausleitungswirkungen siehe auch Kapitel *Das „Grüne Gold" schützt Leber und Nieren* und *Spirulina wirkt entgiftend und nervenschonend.*

Rund um den Globus wurde die Blaugrünalge auf ihre antiallergische Effekte getestet. Wissenschaftler aus Mainz fanden kürzlich heraus, dass eine Kombination des Mineralstoffs Zink und der Aminosäure Histidin den Heuschnupfen stoppen kann. Zink und Histidin sowie noch eine Reihe anderer antiallergischer Substanzen sind in Spirulina enthalten.

Die südkoreanischen Forscher Yang, Lee und Kim stellten 1997 fest, dass die Spirulinaalge sogar lebensrettend wirken kann, da sie bei einer Dosis von ½ bis 1 mg pro kg Körpergewicht den anaphylaktischen Schock bei Ratten vollständig unterdrückt.[1] In einer neueren Untersuchung konnte Kim Spirulinas hemmenden Effekt von mastzellvermittelten allergischen Reaktionen des Soforttyps demonstrieren (1998).

* Allergien weisen auf eine Vergiftung und Verschlackung des Körpers hin. Spirulina und reines Wasser bringen sofortige Erleichterung bei Asthma und Allergien

---

[1] Diese allergische Reaktion z. B. gegen Penicillin oder Wespenstiche gehört zur Sofortreaktion des Allergien-Typs I, wie auch Heufieber, Tierhaarallergien, Asthma und Nesselsucht.

- ½ bis 1 g Spirulina pro kg Körpergewicht unterdrückt den anaphylaktischen Schock vollständig

Krebs – Aufforderung zum Handeln

Fast jeder zweite Mensch stirbt heute an Krebs. Wenn uns diese Diagnose trifft, die uns in die Tiefen der Verzweiflung stürzt, bedeutet das aber keine Verdammnis, sondern sie sollte uns darauf aufmerksam machen, dass wir unserem Körper zuviel des *Guten* zugemutet bzw. den krebserzeugenden Faktoren zuwenig vorgebeugt haben.

Die Diagnose Krebs fordert uns auf, Spirulina zu konsumieren,

bis zur völligen Heilung auf tierische Fette und Süßwaren

ganz zu verzichten und aktiviertes Wasser[1] zu trinken

Tierische Fette und Zuckerwaren fördern Entzündungen und schwächen unsere Abwehrkräfte. Daher müssen sie bis zum völligen Verschwinden der Krebszellen vom Speiseplan gestrichen werden!

Wir belasten uns mit radioaktiven und UV-Strahlen, Elektrosmog, Nahrungsmittel- und Haushaltschemie sowie Pestiziden. Zudem enthält unser Trinkwasser u. a. krebsfördernde und antibiotische Arzneimittel, die von Kläranlagen nicht unschädlich gemacht werden können. Wir müssen endlich begreifen, dass wir mit natürlichen Mitteln mehr Chancen haben, den kranken Auswüchsen unserer Zivilisation beizukommen, als mit noch mehr Chemie. Spirulina hat sich in zahlreichen Studien als exzellentes Nahrungs- und Heilmittel zur Krebsvorbeugung und -hemmung erwiesen. Denn

die Alge enthält zahlreiche Substanzen mit Anti-Krebswirkung

Zudem wirkt sie sich äußerst positiv auf die Produktion des Tumor-Nekrose-Faktors (TNF) aus, ein üblicherweise von aktivierten Makrophagen (große Freßzellen) gebildetes Protein mit antitumoraler Wirkung. TNF löst selektiv Tumorzellen auf, sofern er nicht durch zu viele Genussmittel, chemische Medikamente und giftige Substanzen inaktiv wird. Wie gering die Dosis der Alge sein kann bei dennoch höchstem Heileffekt, beweisen die indischen

---

[1] Nur strukturiertes Wasser ist in der Lage, Giftstoffe zu umschließen und auszuscheiden. Unser Leitungswasser ist in der Regel tot und formlos. Es bildet keine Kristalle bzw. Molekülhaufen, die eingedrungene Fremdkörper lösen und ausschwemmen können. Wasseraktivierungsgeräte sorgen für lebendiges Wasser von der Qualität eines Quellwassers (Meyer 2002).

Forscher Mathew und Kollegen im südlichsten Bundesstaat Indiens. Sie verabreichten 44 Pan-Tabakkauern[1] aus Kerala, die an einem Vorstadium von Zungenkrebs litten, täglich ein einziges Gramm Spirulina. Die Kontrollgruppe erhielt ein Scheinmedikament. Von den Teilnehmern, die Spirulina erhielten, waren nach einem Jahr 20 ganz ohne Krebszellen, während von den 43 Personen der Placebogruppe nur 3 völlig geheilt waren. Das bedeutet, dass nur 15 Pfennig pro Tag zur Krebsvorbeugung und –heilung notwendig sind - mehr kostet 1 g Spirulina nicht.

Ein einziges Gramm Spirulina pro Tag ist in der Lage, Krebszellen zu zerstören

Schon 1982 ließen die Studien von Lijima und Kollegen vermuten, dass das blaue Proteinpigment Phycocyan die Aktivität der Lymphozyten steigert. Letztere weiße Blutzellen bilden einen Schutz gegen die Entwicklung von Tumoren. Qureshi und Kollegen konnten 1995 demonstrieren, dass ein wasserlöslicher Extrakt von Spirulina die Abtötung von Tumorzellen durch natürliche Killerzellen erhöht.

Wegen ihres extrem hohen Beta-Carotin-Gehalts wurde die Alge hinsichtlich ihrer Anti-Krebs-Wirkung an der Harvard University School of Dental Medicine (Zahnmedizinische Universität) in Boston getestet. In drei unterschiedlichen Untersuchungen in den Jahren 1986, 87 und 88 konnten Schwartz und Shklar folgendes beweisen:

Spirulina reduziert die Anzahl und Größe von Tumoren, bremst die Entstehung bzw. verhindert die Entwicklung von Krebs

Sie konnten beobachten, dass Krebsgeschwüre im Anfangsstadium vermutlich durch eine Immunreaktion zerstört wurden. Bei den aktivierten Lymphozyten handelte es sich um T-Zellen bzw. thymusabhängige Lymphozyten.

Als Ergänzung traditioneller drastischer Maßnahmen hilft das Blaugrüne Wunder Haut, Schleimhäute und Haare zu schützen, die gewöhnlich unter Chemotherapien und Strahlenbehandlungen leiden. Herr D. Alberts, bei dem 1987 Lungenkrebs diagnostiziert worden war, kann dies bestätigen. Wäh-

---

[1] In Indien bekommt man das Stimulanz Pan fast an jeder Straßenecke angeboten. Es handelt sich dabei um eine in Tabakblätter eingewickelte Betelnuss mit scharfer Chilisauce. Die Alkaloide dieses Kau- und Genussmittels wirken anregend. Einmal probierte ich dieses graugrüne Feuerknöllchen und sah hinterher wie ein Vampir aus. Unter der indischen Bevölkerung kursieren unzählige Witze über die Pan-Tabakkauer und ihre Blutschnuten.

rend seiner 5 Chemotherapien und 30 Strahlenbehandlungen gab ihm seine Frau Spirulina. Im Gegensatz zu anderen Krebspatienten, die Strahlenbehandlungen bekamen, behielt Herr A. sein Gewicht und seine Kraft, und er sah besser aus.

Die Zellwände der Mikroalge bestehen nicht aus Zellulose, sondern aus weichen, löslichen Mukopolysacchariden (Hyaluronsäure). Daher ist sie trotz ihres hohen Eiweißgehalts von mehr als 60 % enorm schnell verdaut. Für die meist appetitlosen Kranken ist dies von Vorteil, da ihr Abwehrsystem schon genug zu tun hat, um die Krebszellen abzutöten, Gifte auszuscheiden und die Abwehrzellen zum Kampf gegen eindringende Mikroorganismen zu mobilisieren. Die hochkomplexe Arbeit des Aufspaltens der Nahrungsteile in den für das Blut aufnahmefähigen flüssigen Zustand bedeutet eine beträchtliche Anstrengung, die einem kranken Organismus nicht zugemutet werden sollte. Dagegen können Spirulinas hochwertigen Nährstoffe bereits durch die Mundschleimhäute ins Blut gelangen und ihre energetisierende und heilende Wirkung unter Beweis stellen.

* Bei Diagnose Krebs unbedingt auf tierische Fette und Zucker verzichten

* Spirulina sorgt für erhöhte Abtötung von Tumorzellen durch Killerzellen

* Die blaugrüne Alge reduziert die Nebenwirkungen von Chemotherapie und Strahlenbehandlung; sie schützt Haut, Schleimhäute und Haare

* Spirulina bietet das zum Muskelaufbau notwendige Eiweiß in höchster Konzentration (mehr als 60 %) und in leicht verdaulicher Form

Der blaugrüne Lichtträger hilft bei AIDS

Wir alle können AIDS bekommen, nicht nur Drogensüchtige und Schwule. Denn, wie schon der Name *Acquired Immuno-Deficiency Syndrom* sagt, handelt es sich um einem erworbenen Immunmangel. Es dauert Jahre, bis das Immunsystem des menschlichen Organismus zerstört ist. Dies geschieht, wenn wir unserem Körper nicht die benötigten Nährstoffe zuführen oder ihm widernatürliche Substanzen zumuten.

Tägliche Einnahmen von illegalen oder legalen Drogen, also chemische Arzneien, schwächen auf Dauer die Abwehrkräfte

Ein weiterer Faktor, der zu Immunmangel führt , ist häufig wechselnder Geschlechtsverkehr, weil so das Immunsystem ständig mit Fremdprotein überlastet wird. Die dadurch zugezogenen Infektionen werden in der Regel wiederum mit chemischen Keulen in Form von Antibiotika, Antipilzmitteln und Cortison behandelt und schwächen weiter die Körperabwehr.

Eines der größten Probleme stellt der Analverkehr dar, denn die Haut des Anus ist im Gegensatz zur gut gepolsterten Vagina dünn und wird daher ständig verletzt. Das Abwehrsystem, das in Sonderschichten diese Verletzungen reparieren muss, wird natürlich im Laufe der Jahre immer schwächer. Der Stuttgarter Molekularbiologe Dr. Stefan Lanka geht davon aus, dass gesundheitsschädigende Nitrite (Poppers)[1] sowie die gängigen AIDS-Medikamente das Immunsystem auf Dauer zerstören. Für diese Annahme spricht, dass sogenannte Langzeitpositive zu fast 100 % die Medikation verweigern und zu alternativ-medizinischen Mitteln greifen. Mehrere

in Frankfurt, Chicago, Boston und London durchgeführte Studien

zeigen positive Ergebnisse alternativ–medizinischer Arzneien

(Zur Lippe und Hauber et al. 1997). Neben Spirulina sind z. B. Echinacea, Hypericin (Hauptwirkstoff Johanniskraut - am konzentriertesten in *Jarsin300* enthalten), Glycyrrhiza (Süßholz), Viola und Gingko biloba geeignet, das Immunsystem wieder aufzubauen. Die beiden sog. „HIV"-Positiven meiner Studie[2] nehmen ebenfalls keinerlei chemische Mittel, achten auf gesunde Ernährung und körperliche Aktivitäten und gehen einer regelmäßigen Beschäftigung nach.

Die Spirulinaalge ist nicht nur ein Heilmittel, sondern ein ideales Lebensmittel für AIDS-Kranke, da sie das Immunsystem systematisch aufbaut und dem Organismus mehr als 60 % zellaufbauendes und –regenerierendes

---

[1] Es gibt starke epidemiologische Hinweise auf den Zusammenhang zwischen Poppers und der Entwicklung von AIDS, insbesondere dem Kaposi-Sarkom. Poppers bzw. Nitrite (Amyl- bzw. Isobutylnitrit) schädigen das Immunsystem. Sie reduzieren die Fähigkeit des Blutes, Sauerstoff zu transportieren und sie verursachen Blutarmut. Benutzt werden sie, da sie die Blutzufuhr im Penis erhöhen, die Schmerzschwelle heraufsetzen, die glatte Anusmuskulatur entspannen und somit den Analverkehr erleichtern. Ebenso steigern Poppers das Orgasmusgefühl und lösen milde Rauschzustände im Gehirn aus. Sie werden vor allem, aber nicht ausschließlich von Homosexuellen benutzt. Michael Leitner hat ein Buch über die Konstruktion von "AIDS" und "HIV" geschrieben, das Sie sich vom Internet herunterladen können (**www.aids-info.net**). Wissenschaftlich fundierter ist das Buch von Dr.med Heinrich: *Die stille Revolution der Krebs- und Aids-Medizin,* Ehlers Verlag, ISBN-Nummer: 3-934196-14-6.

[2] Da ich mehrere Jahre freiwillig in der von Louise Hay gegründeten AIDS-Hilfegruppe mitarbeitete, lag es nahe, meine Spirulastudie mit AIDS-Patienten durchzuführen. Denn 1989 stellten Gustafson et al. fest, dass Substanzen in blaugrünen Algen das „HIV" zerstören. Diese Reagenzglasstudie wollte ich an den jungen Männern, die sich jeden Mittwoch in West Hollywood treffen, verifizieren. Da jedoch nur die beiden Langzeitpositiven Auskunft gaben, verteilte ich die Fragebögen an Personen mit Immunschwäche und Immunmangelkrankheiten.

Eiweiß von höchster Qualität sowie alle dringend benötigten Vitalstoffe zuführt, ohne den Organismus durch mühsame Verdauungsarbeit zu belasten.

Mehrere Untersuchungen rund um den Globus beweisen,
dass der regelmäßige Konsum blaugrüner Algen dazu führt,
dass sogenannte „HIV"–Positive „HIV" negativ testen

Ich benutze Apostrophen, da ich nicht mehr an die Existenz eines Virus' namens "HIV" glaube bzw. dieses Verursacher von AIDS ist. Denn einige Mikrobiologen behaupten, es sei bisher keinem Wissenschaftler gelungen, das sog. Human Immuno-deficiency Virus zu isolieren. Die "HIV-Fotos" enthielten keine genetisch analysierten, nur rein optisch virusähnliche Partikel.

Diese Tests sind nicht nur insofern problematisch, als ihre Hersteller sich nie öffentlich über ihre Zweifelsfreiheit äußern. Es kommen auch jede Menge Kreuzreaktionen vor; z. B. testen Sie bei einem Rheumaschub oder wenn Sie an Krebs, Lupus, Herpes oder Infektionen der oberen Atemwege leiden, „HIV"-positiv. Die Falsch-positiv-Rate ist gefährlich hoch. Diese, wie auch andere Tests, sind meist nur für die Krankheitsindustrie positiv weil lukrativ, ansonsten schüren sie vor allem die Angst, die als größter Stressfaktor viel Energie verbraucht und zusätzlich die Immunfunktion blockiert.

Das größte Problem der an dieser modernen Seuche Leidenden
ist der Mangel an Appetit und die damit verbundene Gefahr,
dem Körper die benötigten Eiweiße zum Aufbau körpereigener
Proteine nicht in ausreichender Menge zuzuführen

Hier leistet die Alge beste Dienste, denn täglich drei Frucht- oder Gemüsesäfte bzw. -brühen mit je 1 - 2 Esslöffel Spirulinapulver genügen, um das Immunsystem zu regenerieren, für das seelisch-geistige Wohlergehen zu sorgen, Angst abzubauen und den gesamten Organismus zu harmonisieren.

Vertrauen wir also auf unseren inneren Heiler statt auf Chemiegifte und leben wir naturgemäß, indem wir uns an der frischen Luft bewegen, reines Wasser und andere lebende Mittel zu uns nehmen, Sonnenenergie tanken und auch die geistige Beschäftigung und das Ausruhen nicht vergessen. Wenn wir so nach den Gesetzen der Natur leben, setzt die Selbstregulation des Organismus ganz von allein wieder ein. Denn unser innerer Heiler strebt nach Homöostase, also danach, das *innere Milieu* konstant zu halten.

* Durch illegale Drogen oder Medikamentenabusus und dem Mangel an Nährstoffen wird das Immunsystem im Lauf der Jahre zerstört

- Häufig wechselnder Geschlechtsverkehr überfordert das Immunsystem mit einem ständigen Input an Fremdproteinen

- Durch Analverkehr wird ständig die dünne Haut des Enddarms verletzt, wodurch die körpereigene Abwehr geschwächt wird

- „HIV"-Tests sind wegen der hohen Falsch-positiv-Rate anzuzweifeln

- Regelmäßiger Konsum von Blaugrünalgen führt dazu, dass „HIV"-Positive „HIV"-negativ testen

Spirulina heilt Wunden und wirkt antibiotisch

Schon in den 60er und 70er Jahren konnten Forscher aus aller Welt demonstrieren, dass Spirulina die Wundheilung beschleunigt, den Hautstoffwechsel fördert, die Narbenbildung vermindert und das Wachstum von Bakterien, Hefen und Pilzen hemmt (Clement 1967, Martinez-Nadal 1970, Yoshida 1977, Jorjani und Amirani 1978). Auch produziert Spirulina vermehrt Antikörper (Hayashi 1998) und verhindert die Replikation von verschiedenen Viren mit Hüllen, wie z. B. des Herpes-simplex-Virus-1, das für die Lippenbläschen verantwortlich ist, des HCV (human cytomegalovirus), des Masern-Virus, des Mumps-Virus, des „HIV" (Hayashi et al. 1994 und 1996) und des Influenza-Virus Typ A, von dem wegen seiner Instabilität weltweit ständig neue Stämme entstehen. Das Typ-A-Virus löst die schwerste Form der Influenza aus. Wenn eine Grippe mehr als einmal pro Jahr auftritt, deutet dies auf eine Immunschwäche hin. Ebenso, wenn Sie öfters unter Lippenherpes leiden. In diesem Fall sollte die blaugrüne Alge regelmäßig verwendet werden, da sie nachweislich das Immunsystem stärkt.

Beim ersten Kribbeln und Brennen sollten die Lippen sofort
mit einer wässrigen Spirulinalösung betupft werden

oder mit einer befeuchteten -tablette. Zusätzlich ist es wichtig, lysinreiche Kost zu verzehren (Avocado, Bohnen, Buchweizen, Freilandeier, Frischkäse) und argininhaltige Kost, vor allem Nüsse und Schokolade, zu meiden.

In den sieben Jahren, in denen ich Spirulina nehme, hatte ich weniger als einen grippalen Infekt, höchstens eine Erkältung und eine Reinfektion des Masernvirus (Lippenherpes) pro Jahr, die ich mit höheren Spirulinadosen und Lysin-Tabletten zurückdränge.

Auch 23 Teilnehmer der fortlaufenden Spirulina-Studie gaben an, verbesserte Immunfunktionen zu haben bzw. weniger oft an Infektionen zu leiden.

- Spirulina hemmt Viren (z.B. Herpes-simplex), Bakterien, Hefen und Pilze

- Die Alge beschleunigt die Wundheilung und reduziert die Narbenbildung

- Bei konstantem Spirulinakonsum haben Krankheitskeime keine Chance

- Spirulina verbessert die Immunfunktion und hemmt Infektionen

Die Alge bietet rasche Hilfe bei Anämie

Menstruierende und schwangere Frauen sowie unterernährte und an blutenden Magengeschwüren leidende Personen sind häufig anämisch. Blutarmut ist meist durch einen Mangel an Vitamin B12, Folsäure, Vitamin E bzw. Eisen verursacht. Wie Studien an Mensch und Tier beweisen, ist die Schraubenalge ein ausgezeichnetes Nahrungsergänzungsmittel, um diesen Mangelzustand innerhalb kurzer Zeit zu beheben, da sie alle o. g. Nährstoffe enthält. Das für die Bildung der roten Blutkörperchen so wichtige Eisen ist in in der Alge im Gegensatz zu gewöhnlichen Eisenpräparaten in hoher biologisch verfügbarer Konzentration vorhanden. Das bedeutet:

Das Eisen in Spirulina wird vom Körper besser aufgenommen

Seine Absorption ist um 60 % höher im Vergleich zu den gängigen Eisenpräparaten (Takemoto 1982). In Japan wurde eine Studie mit acht jungen Frauen durchgeführt, deren Blut einen zu niedrigen Hämoglobinspiegel aufwies. Die Anämie kam zustande, weil die Japanerinnen extrem schlank sein wollten und daher zu wenig gegessen hatten. Sie erhielten nach jeder Mahlzeit 4 g Spirulina. Schon nach einem Monat befand sich der Hämoglobinspiegel im Normbereich, so dass die Frauen nicht mehr anämisch waren (Takeuchi 1978).

In meiner Studie mit Personen, die an einem schwachen Immunsystem leiden, zeigte sich, dass jene, die öfters mit Penicillin, Sulfonamide und Cortison therapiert werden, neben erheblicher Immundefizite auch an Anämie leiden. 6 anämische Teilnehmer gaben an, dass sich nach dem Konsum von Spirulina ihre Blutwerte soweit verbesserten, dass sie einen normalen Hämoglobinspiegel aufwiesen (Meyer 1998). Angesichts dieser Befunde sollte Spirulina als blutbildende und zellregenerierende Zusatznahrung von verantwortungsvollen Ärzten und Heilpraktikern empfohlen werden.

- Das in Spirulina organisch gebundene Eisen wird vom Körper besser aufgenommen als das in gewöhnlichen Eisenpräparaten

- 4 g Spirulina nach jeder Mahlzeit beheben eine Anämie in einem Monat

- Penicillin, Sulfonamide und Cortison führen zu Blutarmut

Arthritis: Mit der blaugrünen Alge rasch beschwerdefrei

5000 an Schmerzen leidende Menschen machen jedes Jahr mit ihrem Leben Schluss, weil ihnen nicht geholfen wird. Bei Gelenkschmerzen hilft die Alge ganz besonders. Arthritis ist der Oberbegriff für eine Kombination von Beschwerden, meist verursacht durch zu süße, fette und weiße Kleisterkost. Auch ein Mangel an Rohkost, reinem Wasser und Bewegung führt zu Entzündungsschmerzen. Viele Forscher haben Spirulina eine entzündungshemmende Wirkung bestätigt. Auch die Teilnehmer der fortlaufenden Studie gaben an, kaum noch oder gar keine arthritische Schmerzen mehr zu haben. Es genügen 3 x 2 Spirulina-Tbl. pro Tag, um Schmerzen zu lindern.

Die entzündungshemmenden Substanzen in der
Alge sind vor allem die Gamma-Linolensäure und das Enzym SOD

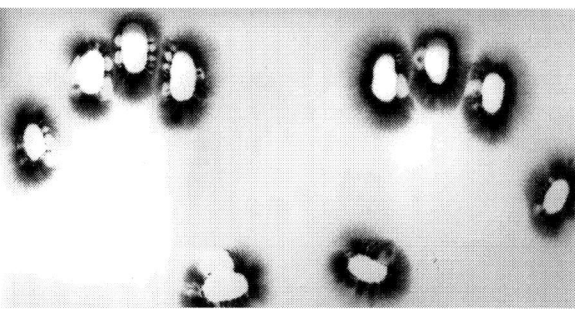

Eine weitere Bestätigung dieser Wirkungen gegen entzündliche Schmerzen der Alge bekam ich durch zwei Kirlian - Fotografien. Vor drei Jahren ließ ich je eine Aufnahme meiner Hände vor und nach der Einnahme einiger Algenpresslinge durchführen.

Der nach Peter Mandel arbeitende Heilpraktiker Jürgen Görke war in hohem Maße überrascht, dass viele der Entzündungspunkte, die noch auf der ersten Aufnahme zu sehen sind, auf der Zweiten verschwunden waren.

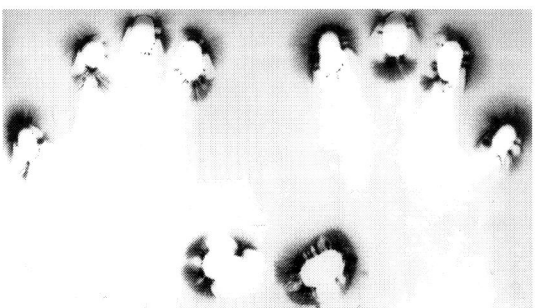

Und das, obgleich die zweite nur wenige Minuten nach der Einnahme von Spirulina angefertigt worden war.

Spirulina schützt vor radioaktiven Strahlen

Zahlreiche Untersuchungen mit Tschernobyl-Kindern bestätigen der blau-grünen Mikroalge Spirulina einen deutlichen Schutzeffekt gegen Gamma-strahlen, die bei praktisch allen Kernreaktionen entstehen. Diese schützende Wirkung beruht vermutlich auf der Stabilisierung der DNS, den universellen Trägern der Erbinformation. Es ist übrigens einerlei, ob Spirulina vor oder nach der Bestrahlung eingenommen wird. Tatsache ist:

Das „Blaugrüne Wunder" reduziert die Strahlendosis von Nahrungsmitteln, die mit den radioaktiven Substanzen Caesium 137 und Strontium 90 kontaminiert sind

Dies zeigt sich durch die deutliche Verringerung der Radioaktivität des Urins nach bereits kurzfristiger Aufnahme des Algenkonzentrats. In Tschernobyl wurden hundert Kindern drei Wochen lang täglich 5 Gramm Spirulina verab-reicht. In dieser kurzen Zeit reduzierte sich die Radioaktivität ihres Urins um die Hälfte (Loseva und Dardynskaya 1993). In Rußland ist Spirulina daher ein anerkanntes medizinisches Nahrungsmittel.

Die folgenden Fotos des sogenannten *Zink-Jungen* (der Knabe bekam ein von der Fa. *Sanatur* gespendetes Algenkonzentrat, das vermehrt orga-nisch gebundenes Zink enthält) wurden von Dr. L.P. Loseva vom Wissen-schaftlichen Forschungsinstitut für Strahlenmedizin in Minsk/Weißrußland übermittelt und kommentiert. Die linke Aufnahme aus dem Jahre 1997 zeigt den Jungen im Alter von 4 ½ Jahren. Seit seiner Geburt leidet er an ver-schiedenen Lebensmittelallergien. Seine Mutter litt berufsbedingt vor und während der Schwangerschaft unter Blei- und Cadmiumbelastung.

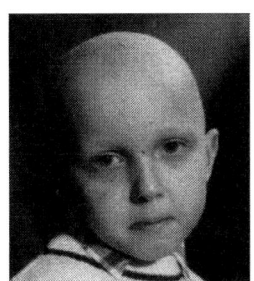 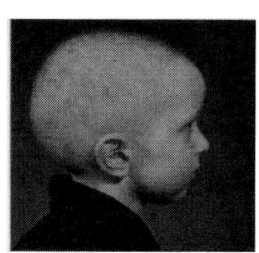 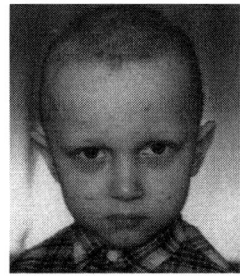

Das mittlere Foto zeigt Sergei K. im Februar 1998 nach nur zweimonatigem Verzehr der o. g. Spirulina-Spezialität. Sein Haar sprießt zum ersten Mal in seinem Leben. Die rechte Aufnahme vom September 1998 zeigt eine Zu-nahme des Haarwuchses und ein deutlich verbessertes Hautbild.

Da wir überall von ionisierenden Strahlen umgeben sind,
diese aber weder riechen noch schmecken, schützen Sie Ihren
Körper besser durch den regelmäßigen Konsum von Spirulina!

Damit verhindern Sie die Akkumulation absorbierter Strahlenenergie und den darauf folgenden Verlust der biologischen Funktion. Sollten Sie öfters Interkontinentalflüge unternehmen, sich mit Strahlen behandeln lassen oder in der Nähe von Kernkraftwerken wohnen bzw. dort arbeiten, sollten Sie mindestens 5 – 10 g Spirulina täglich zu sich nehmen, um Leukämie, Grauen Star, Herzgefäßkrankheiten, Diabetes u. a. Leiden vorzubeugen.

* 5 g Spirulina täglich reduziert die Radioaktivität des Urins um die Hälfte.

* Vor oder nach Röntgenuntersuchungen oder Interkontinentalflügen schützt Spirulina vor den negativen Auswirkungen schädlicher Strahlen

Die Wunderalge hilft bei Magenschleimhautentzündung

Eine Magenschleimhautentzündung wird vorwiegend durch Medikamente, wie z. B. Aspirin oder Alkohol sowie aufgrund von extremem Stress verursacht. Sie äußert sich gewöhnlich durch Übelkeit und Brechreiz sowie durch Beschwerden im Oberbauch, die oft nach dem Essen verstärkt auftreten.

Die Alge neutralisiert die Säuren und reduziert die Symptome

Sie bildet einen schützenden Belag im Magen-Darm-Trakt. Ihr Anteil an Glutaminsäure sorgt nicht nur für den Säuren-Basen-Ausgleich, sondern reduziert auch die Sucht nach Süßigkeiten und Alkohol, die oftmals Auslöser oder Mitverursacher der Beschwerden ist. Der hohe Anteil an Vitamin E in Spirulina sorgt für eine Verringerung der Magensäure und hilft, die Schmerzen zu lindern sowie die Heilung zu fördern. Zusätzlich wirken sich die essentiellen Fettsäuren günstig auf die Heilung aus und beugen neuen Geschwüren des Magen-Darm-Trakts vor. Die Enzyme und die B-Complex-Vitamine sorgen für eine gute Verdauung und reduzieren Entzündungen. Der hohe Eisengehalt sowie die Vitamine B12 und Folsäure in Spirulina verhindern, dass es zu einer Anämie kommt. Diese Nährstoffe sind aber auch in der Lage, eine bereits durch Magenblutungen herbeigeführte Blutarmut, die sich durch Blässe, Müdigkeit und Kurzatmigkeit bemerkbar macht, zu heilen.
Erfahrungsbericht: Frau M. aus U. litt von 1989 bis 1998 zweimal jährlich an vor allem stressbedingten Magengeschwüren, verbunden mit Anämien.

Seit drei Jahren nimmt sie nun regelmäßig 6 Spirulinatabletten pro Tag ein und ist seither beschwerdefrei. Siehe auch *Spirulina-Erfahrungen....* (S. 85)

* Medikamente und Alkohol greifen die Magenschleimhaut an

* Spirulina bildet einen schützenden Belag im Magen-Darm-Trakt

* Die basische Alge lindert Schmerzen, hemmt die Entzündung und fördert die Heilung

Das *Grüne Gold* schützt Leber und Nieren

Unsere heutige tiereiweißreiche Kost schadet Leber und Nieren, da diese Organe Abfallprodukte verarbeiten müssen. Das im Darm durch den bakteriellen Abbau von Protein gebildete Ammoniak gelangt über den Pfortaderkreislauf in die Leber, wo es zu Harnstoff abgebaut und über die Nieren ausgeschieden wird. Überlasten Sie also Ihre Entgiftungsorgane nicht mit zuviel tierischem Eiweiß, sonst kann es in der Folge zu einer Selbstvergiftung im Darm kommen. Übersäuerung und Haarverlust sind nur einige der Konsequenzen. Chemische Arzneien, eine säurebildende Kost und überhandnehmende Umweltgifte beanspruchen die Entgiftungsorgane und können zu schweren Schädigungen führen. Denken Sie nur an die vielen Hormone, Cortisone, Sedativa sowie 1 - 2 g Antibiotika pro 100 kg Futter, die Schweinen regelmäßig zugeführt werden (NOI, Nr.54), u. a. Tieren auch.

Die basische Spirulinaalge puffert den Überschuss an Säuren in der Nahrung ab und entsäuert die überlasteten Organe

Des weiteren wurde der Alge mehrfach eine ausleitende Wirkung bestätigt. Sie befreit den Organismus von giftigen und radioaktiven Substanzen und kann somit eine Nierenvergiftung verhindern. Vadiraja und Kollegen konnten 1998 zeigen, dass Spirulinas blaugrünes Pigment Phycocyan unter anderem die Leber vor Tetrachlorkohlenstoff schützt. In der fortlaufenden Spirulinastudie (Seite 90) gaben von mittlerweile 61 Probanden 22 verbesserte Leberwerte an. Somit kann der Alge eine die Leber regenerierende und die Nieren entgiftende Wirkung bescheinigt werden, zumal nicht alle Studienteilnehmer ihre Leberwerte untersuchen ließen und diese sich vermutlich auch bei den nicht untersuchten Teilnehmern verbesserten.

* Der Verzehr von zuviel tierischem Eiweiß führt zu Übersäuerung, Haarverlust sowie zu Leber- und Nierenschwäche

- Spirulina puffert überschüssige Säuren ab; schützt Leber und Nieren

- Die Alge wirkt nachweislich ausleitend und kann daher eine Vergiftung der Ausscheidungsorgane verhindern

Die Alge hilft bei Diabetes, Fettsucht und Bluthochdruck

Diabetiker sollen bekanntlich mehr pflanzliches Eiweiß und weniger Fett und Kalorien zu sich nehmen. Die Spirulinaalge enthält mehr als 60 % leicht verdauliches Eiweiß, weniger als 6 % Fett und kaum Kalorien.

Besonders wertvoll für Personen mit einem aus der Kontrolle geratenen Blutzucker sind die Polysaccharide in Spirulina, die im Körper als Glykogen gespeichert werden, das sich je nach Bedarf in Glukose um- und wieder zurückverwandeln kann. Befindet sich zuviel Glukose (Zucker) im Blut, wird der Überschuss in Glykogen umgewandelt und in Leber und Muskeln gespeichert. Ist der Blutzucker dagegen zu niedrig, wird Glykogen wieder in Glukose umgewandelt und ins Blut abgegeben.

Außerdem enthält Spirulina die blutzuckersenkende Aminosäure Leucin sowie organisch gebundenes, daher gut absorbierbares Chrom, das als Coenzym Insulin aktiviert, die Bauchspeicheldrüse entlastet und damit Blutzuckerschwankungen ausgleicht. In anorganischer Form - z. B. als Chromtabletten - wird das Spurenelement dagegen vom Körper kaum aufgenommen. Des weiteren sorgt das in Spirulina extrem hohe Vorkommen des Neurotransmitters Glutaminsäure dafür, dass es bei der komplizierten Behandlung von Diabetes nicht zu einem Absinken des Blutzuckers kommt.

Da die Spirulinaalge auch die Sucht nach Weißmehl und Zucker hemmt, ist sie in doppelter Hinsicht für Diabetiker geeignet

Denn letztere überwiegend leere Kalorien senken den Chromspiegel. Die Bauchspeicheldrüse muss nun große Mengen Insulin produzieren, wodurch sie über die Maßen beansprucht wird.

Japanische Forscher konnten zeigen, dass ein wasserlöslicher Teil der Alge den Blutzuckerspiegel senkt und der wasserunlösliche Teil ihn bei Belastung mit Zucker niedrig hält (Takai et al. 1991).

Becker und Kollegen konnten schon 1986 die appetitmindernde Wirkung des *Grünen Goldes* demonstrieren. Die männlichen Probanden der Tübinger Studie erhielten 2,8 g Spirulina 3 x täglich als Nahrungsergänzung über 4 Wochen und konnten damit ihr Gewicht im Vergleich zur Kontrollgruppe, die ein Placebo erhielten, signifikant reduzieren.

Des weiteren konnten japanische Wissenschaftler demonstrieren, dass Spirulina auch den Blutdruck zu senken vermag (Iwata et al. 1990). Diese Ergebnisse werden von Teilnehmern meiner Studie und durch etliche Zuschriften von Spirulina-Konsumenten bestätigt. Siehe auch *Spirulina-Erfahrungen rund um den Globus.*

- Die Polysaccharide, das Chrom, die Glutmaninsäure und die Aminosäure Leucin sorgen für einen ausgeglichenen Blutzuckerspiegel

- 1986 wurde die appetitmindernde Wirkung Spirulinas festgestellt

- 1990 demonstrierten japanische Forscher die blutdrucksenkende Wirkung der blaugrünen Alge

Spirulina wirkt gegen Azidose und Haarausfall

So wie die Bäume durch sauren Regen ihre Blätter verlieren, büßen wir durch Übersäuerung der Körpersäfte unsere Haarpracht ein. Wer jedoch die im Sodawasser mit einem pH - Wert von 8,5 - 11 kultivierte Spirulinaalge regelmäßig verzehrt, braucht saures Blut nicht mehr zu fürchten. Denn die alkalisierenden Mineralien dieses weder schleim- noch säurebildenden Superfoods sorgen für ein ausgeglichenes Säure-Basen-Verhältnis.

Symptome der Azidose sind unter anderem Schlaflosigkeit, Migräne, rheumatoide Arthritis, häufiges Aufseufzen, faul riechender Stuhl - mal hart und trocken, mal als Durchfall -, Brennen im After, vermindertes Wasserlassen, Empfindlichkeit der Zähne beim Verzehr von sauren Früchten oder Essig, Brennen im Mund, unter der Zunge und Haarausfall.

Haarverlust ist oft mit Stress (-säuren) verbunden. In bestimmten Lebensphasen, wenn wir unter körperlicher und geistiger Anspannung stehen, gehen uns die Haare mitunter büschelweise aus. In solchen Situationen sorgt die basische Alge für Harmonie und Ausgeglichenheit und baut Säuren ab.

Erfahrungsbericht: Rita Sch.'s langen Haare gingen im Frühjahr 1999 büschelweise aus, ohne wieder nachzuwachsen. Sie hatte nur noch etwa die Hälfte ihrer Haare übrig, als sie begann, Spirulina zu nehmen. Bereits zwei Monate später waren die Haare wieder 2 – 3 cm gewachsen.

- Unsere Kost und das Trinkwasser sind heute säureüberschüssig und führen zur Übersäuerung und zum Verlust der Haarpracht

- Das basenüberschüssige Algenkonzentrat sorgt für ein ausgeglichenes Säure-Basen-Gleichgewicht

- Spirulina wirkt gegen Stresssäuren und läßt die Haare wieder sprießen

Spirulina senkt den Cholesterinspiegel

In mehreren Studien wurde nachgewiesen, dass im Blut von an Arteriosklerose leidenden Menschen ein Mangel an der fettspaltenden Lipase und anderen Enzymen besteht. Dies ist offenbar ein Grund für den cholesterinsenkenden Effekt der enzymreichen Alge, der bereits 1983 und 1984 nachgewiesen wurde (Devi und Venkataraman; Kato et al.). Zwei Jahre später entdeckte Prof. Becker mit seinem wissenschaftlichen Team zufällig die cholesterinsenkende Wirkung von Spirulina während der im vorangegangenen Kapitel erwähnten Untersuchung, bei der fettleibigen Männern das Algenkonzentrat verabreicht worden war. 1988 wurde Spirulina von Nakaya und Kollegen im Fachbereich der inneren Medizin der Universität in Tokai an 30 männlichen Freiwilligen getestet. Bei einer Dosis von 4,2 g Spirulina pro Tag konnte der LDL[1]-Cholesterinwert in acht Wochen von 243 mg/dl auf durchschnittlich 232,7 mg/dl gesenkt werden. Diese Ergebnisse deuten darauf hin, dass bei regelmäßigem Konsum von Spirulina das Risiko, an einer Arteriosklerose zu erkranken, reduziert werden kann.

- Spirulina senkt den Cholesterinspiegel und beugt dem Herzinfarkt vor

- Spirulina senkt das *schlechte Cholesterin* (LDL) und reduziert daher das Risiko, an Ablagerungen in den Arterien zu erkranken

Die Schraubenalge wirkt antidepressiv

Es ist bekannt, dass Optimisten länger leben. Dies wurde auch in einer über 30 Jahre dauernden Studie an der Mayo-Klinik festgestellt (Maruta et al. 2000). Oft führt ein Mangel bestimmter Nährstoffe zu Niedergeschlagenheit. Arzneien, wie Bluthochdruckmittel, Tabletten gegen Magenübersäuerung (Antazida), Entwässerungspillen, Schmerztabletten, bestimmte Herzmittel, Antibiotika und die Antibabypille können indirekt depressiv machen und dazu

---

[1] Lipoproteine mit niedriger Dichte (LDL = low density lipoprotein) gelten als Risikofaktoren, während Lipoproteine mit hoher Dichte (HDL = high density lipoprotein) gegen Arterienerkrankungen schützen. Je höher der HDL-Wert zum Gesamtcholesterin, desto besser das Verhältnis, z.B. Gesamtcholesterin 200 zu HDL 80 = 2,5. Auch wenn der Cholesterinwert leicht erhöht ist, ist er doch unbedenklich aufgrund der exzellenten Ratio. Ein Verhältnis von Gesamtcholesterin und HDL bis 5 ist noch als gut anzusehen.

führen, dass Nährstoffe, wie z. B. Vitamin C, die Vitamine B6 und B12, Folsäure, Magnesium, Calcium oder Zink verbraucht werden. Erwiesen ist zudem, dass Depressionen oder neurologische Probleme auf einen Mangel an den Aminosäuren Phenylalanin, Tyrosin, Tryptophan oder Histidin zurückzuführen sind. Die Aminosäure Phenylalanin erhöht z. B. die Endorphinproduktion des Gehirns und hilft somit, Stress und Beklemmungszustände zu lindern. Aber auch Magenüberfüllung und Bewegungsmangel können den "Blues"[1] zugrunde liegen, die sich mitunter zu Depression und Melancholie entwickeln. William Dufty weist in seinem beachtlichen Buch *Zucker Blues* auf den Zusammenhang zwischen dem *Suchtstoff Zucker* und Anfälligkeiten für Erkrankungen aller Art einschließlich Depression, Konzentrationsschwäche und Geisteskrankheiten hin.

Die Alge wirkt dreifach gegen Depression: Sie erheitert das Gemüt, hemmt die Sucht nach Süßem, und man braucht weniger depressiv machende chemische Arzneien

Ihr ausgezeichnetes Aminosäurenprofil, die Säure abpuffernden alkalischen Mineralien und die konzentrierten B-(Stress)Vitamine heben rasch die Stimmung und führen zu Harmonie und Wohlbefinden. Die Mineralien Calcium und Magnesium aktivieren die Neurotransmitter und sind daher wichtig für die Übertragung der Nervenimpulse.

57 % oder 35 der Teilnehmer der fortlaufenden Spirulina-Studie von derzeit 61 Freiwilligen gaben positive Veränderungen ihrer Gemütsverfassung an, wobei sich die aufheiternde und harmonisierende Wirkung z. T. schon bei der ersten Einnahme zeigte (Siehe S.91).

* Die Antibabypille, Schmerzmittel, Antibiotika, Antazida und andere Medikamente machen indirekt depressiv

* Völlerei, Süßes und Bewegungsmangel können melancholisch machen

* Spirulina hebt die Stimmung und hemmt die Tabletten- und Naschsucht

Spirulina schützt vor Augenerkrankungen

Die Netzhaut des Auges benötigt Vitamin A in höchster Konzentration; ein Mangel macht sich durch Nachtblindheit, trockene Augen und häufige

---

[1] Englischer Ausdruck für Weltuntergangsstimmung

Entzündungen bemerkbar. Übermäßiges Fernsehen und Computerarbeit können den Bedarf an Vitamin A um ein Zigfaches erhöhen. Spirulina ist das Lebensmittel mit der höchsten Konzentration von Carotinoiden, die in den Darmwänden zu Vitamin A umgewandelt werden. Es ist ja bekannt, dass diese orangefarbenen Pigmente die Zellen vor schädigendem Lichteinfluss, wie z. B. UV-Strahlen, schützen und bei Netzhautempfindlichkeit und Nachtblindheit helfen.

Spirulina ist somit ein wertvolles Nahrungsmittel für alle Personen mit Augenproblemen. Ein klinischer Bericht von Dr. med. Yoshito Yamazaki, Dozent am *Medizinischen und Zahnmedizinischen College Tokyo* demonstriert, dass die Alge sogar das Sehvermögen bei Katarakt (Grauer Star), Glaukom (Grüner Star) und bei retinaler Hämorrhagie (Netzhautblutung) verbessert. Diese japanische Studie mit 480 Teilnehmern beweist, dass Spirulina in 90 % der geriatrischen Katarakte sehr effektiv ist (Hills 1980).

In einer indischen Studie erhielten 5000 Vorschulkinder mit Symptomen von Vitamin-A-Mangel 150 Tage lang täglich 1 g Spirulina. Diese geringe Menge genügt, um den täglichen Bedarf an Beta-Carotin (Provitamin A) zu decken und kann somit Augenleiden und Blindheit vorbeugen. Die Bitot-Flecken[1] verminderten sich von 80 % auf 10 %.

Persönliche Erfahrungen: Aufgrund von Arzneimittel- und Strahlenvergiftung zog ich mir als Kind den Grauen Star an beiden Augen zu. Auch nach den Operationen hatte ich immer mit Augenproblemen zu tun. Meine Augen waren immer äußerst empfindlich gegenüber Zug, so dass ich mehrmals im Jahr an Bindehautentzündungen litt. Seit ich Spirulina konsumiere, muss ich mich kaum noch mit diesen schmerzhaften Augenleiden quälen. Und wenn es mich doch einmal erwischt, deutet sich die Entzündung nur durch ein leichtes Reiben an und ist in ein bis zwei Tagen wieder vergessen. Außerdem besteht keine Lichtempfindlichkeit mehr.

- Computerarbeit und exzessives Fernsehen erhöhen den Bedarf von Vitamin A um ein Zigfaches

- Das in Spirulina hochkonzentriert enthaltene Beta-Carotin (Provitamin A) schützt die Zellen vor schädigendem Lichteinfluss (UV-Strahlen)

- Die Alge verbessert das Sehvermögen bei grauem und grünem Star sowie bei Netzhautblutung

- Spirulina beugt Nachtblindheit und Bindehautentzündungen vor

---

[1] Nach einem französischen Arzt benannte mattweiße Flecken im Lidspaltenbereich der Bindehaut

V. WER PROFITIERT BESONDERS VON SPIRULINA?

Da blaugrüne Algen vor etwa 3,6 Milliarden Jahren die Sauerstoffatmosphäre der Erde bildeten und somit als die Muttersubstanz von Flora und Fauna betrachtet werden, gibt es kein Lebewesen auf unserem Planeten, das nicht von Spirulina profitieren könnte. Denn Mensch, Tier und Pflanze haben sich aus blaugrünen Algen entwickelt. Sollte uns also irgend etwas fehlen, können wir es uns vom *Blaugrünen Wunder* beschaffen. Denn diese Lichtnahrung kann aufgrund ihrer blauen, grünen und gelborangefarbenen Pigmente wie keine andere Pflanze die Sonnenenergie speichern.

Das Wasser von Lourdes wird als Lichtwasser bezeichnet, weil es ungewöhnliche Frequenzen aufweist. Genauso findet sich auch in Spirulina das gesamte Lichtspektrum vor, so wie es sich in den Farben des Regenbogens offenbart. Da wir von der Sonne abhängig sind, ist es auch kein Wunder, dass Spirulina, der *Sonnenphotonenspeicher par excellence* uns, unsere Haustiere und unsere Pflanzen so rundum zufrieden macht.

Werdende Mütter stellen die Weichen für das Wohl ihrer Kinder

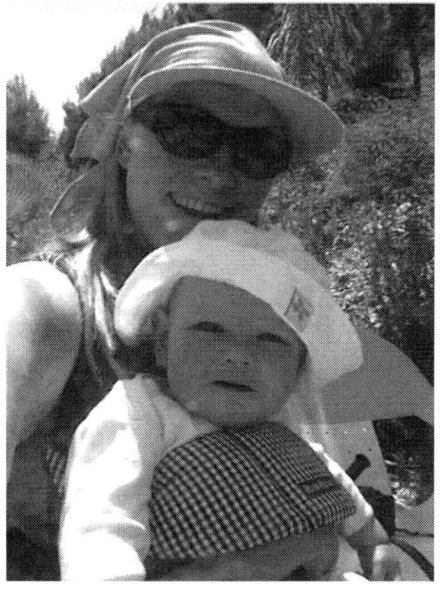

Die Supernahrung Spirulina ist gerade während der Schwangerschaft und Stillzeit geeignet, Nährstoffmängel zu vermeiden, zumal etwa das Eisen, das Calcium und die anderen Vitalstoffe in der Alge vom Körper viel besser aufgenommen werden, als anorganische Mineralpräparate.

Allerdings sollte aufgrund der ausleitenden Wirkung von Spirulina nicht erst während der Schwangerschaft mit der Einnahme begonnen werden, da durch eventuell eintretende Entgiftungsprozesse das Ungeborene belastet werden könnte. Sinnvoll wäre es hingegen, beim Wunsch nach Kindern, ein halbes oder besser ein Jahr vor der geplanten Empfängnis den Vitalstofftank mit Spirulina aufzufüllen. Und zwar beide Elternteile gleichermaßen. Denn die Alge stimuliert alle Drüsen und kann daher auch die Geschlechtsdrüsen zu vermehrter Hormonausscheidung anregen und die Spermienquantität und -qualität verbessern.

- Am besten ist, wenn beide Elternteile mindestens ½ bis 1 Jahr vor der Zeugung Spirulina zu sich nehmen

- Die Alge ist in der Lage, die Geschlechtsdrüsen anzuregen sowie Qualität und Quantität der Spermien zu verbessern

Menstruierende Frauen leiden oft unter Eisenmangel

Gebährfähige Frauen leiden durch den Blutverlust oft unter Eisen- und Folsäuremangel. Diese Stoffe sowie Chlorophyll, Vitamin B12 und andere blutbildende Elemente in der blaugrünen Alge sorgen dafür, dass es gar nicht erst zu Schwäche und Schwindel kommt. Außerdem mildert der regelmäßige Konsum von Spirulina vor der Menses prämenstruelle Beschwerden.

Kinder leisten mehr und sind weniger hyperaktiv und quengelig

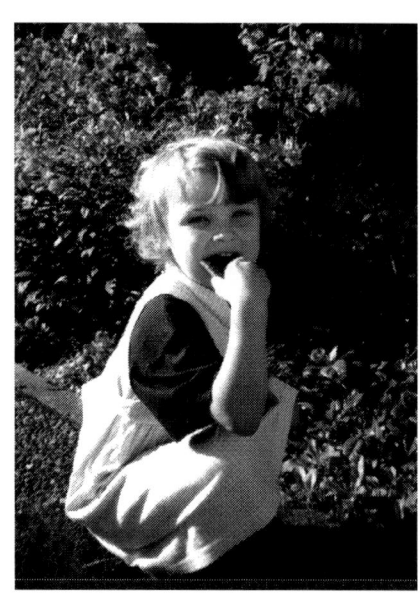

Dem zappeligen Philipp im Struwwelpeter mögen wir ein Schmunzeln abgewinnen; hat man aber selbst so einen unruhigen Geist im Haus, kann das Leben zur Hölle werden. Heutzutage sind *hyperkinetische* Kinder keine Rarität mehr. Zum Thema Aufmerksamkeitsstörungen mit oder ohne Hyperaktivität gibt es Tausende Veröffentlichungen. Die Betroffenen - etwa 12 % der Kinder und Jugendlichen, von denen 80 % Jungen sind - leiden meist unter Zuckerstoffwechselstörungen , Allergien und Belastungen durch Schwermetalle, wie z. B. Quecksilber (Amalgam), das über die Muttermilch an die Kinder abgegeben wird.

Unzählige Untersuchungen haben gezeigt, dass die blaugrüne Alge Spirulina Stress mindert sowie die Stimmung und Blutzuckerschwankungen ausgleicht, den Stoffwechsel fördert, allergische Reaktionen hemmt und Schwermetalle aus dem Körper leitet. Mit Spirulina können sich Kinder auf natürliche Weise die für eine gute Gehirn- und Nervenfunktion wichtigen Nährstoffe zuführen. Die Alge entspannt, sorgt für Energie und geistige Belastbarkeit und kann daher als nebenwirkungsfreie Alternative zu chemischen Arzneien, wie z. B. Ritalin, Verwendung finden.

- Hyperaktive Kinder leiden in der Regel unter Vergiftungen und sprechen daher besonders gut auf die entgiftend wirkende Spirulinaalge an

- B - Vitamine, Aminosäuren und alkalische Mineralien wirken beruhigend

Vegetarier vertrauen auf Spirulina als hochwertige Eiweißquelle

Das hochwertige Proteinkonzentrat ist besonders beliebt bei Veganern und Vegetariern, da es mehr als 60 % Eiweiß enthält und dieses Eiweiß im Gegensatz zu anderem besonders rasch verdaut ist und den Organismus daher nicht mit mühsamer Verdauungsarbeit belastet.

Zum anderen wird Spirulina aufgrund seiner Vielfalt an Nährstoffen und Antioxidantien, besonders aber wegen des beachtlichen Gehalts an Vitamin B_{12} geschätzt. Siehe auch Kapitel *Brauchen wir tierisches Eiweiß?* und *Spirulina enthält aktives Vitamin B_{12}.*

- Spirulina enthält mehr als 60 % hochwertigstes Eiweiß und für den menschlichen Organismus reichlich verfügbares Vitamin B_{12}

Kraftnahrung für Schwerarbeiter und Athleten

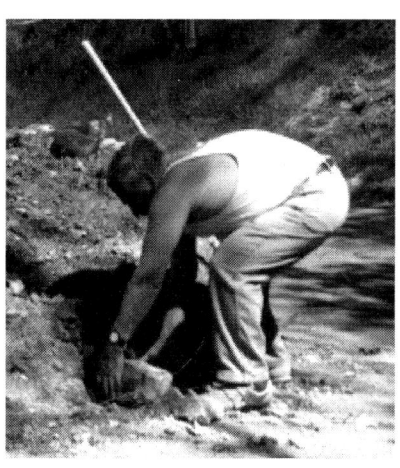

Leistungssportler und Menschen, die körperlich hart arbeiten, benötigen besondere Nährstoffe, die unsere heute übliche Kost nicht mehr enthält. Dies ist der Grund, weshalb die konzentrierten *Superfoods* im-immer beliebter werden.

Bei der blaugrünen Alge handelt es sich um eine solche Kraftergänzungsnahrung. Wer sie vor athletischen Wettbewerben oder vorm Joggen konsumiert, kann mit einem sofortigen Energieschub und verbesserter Ausdauer rechnen.

Die in Spirulina enthaltene Aminosäure Isoleucin ist besonders wertvoll, da sie für Energie und Ausdauer sorgt

Ebenso ist sie an der Reparatur des Muskelgewebes beteiligt. Zusätzlich hilft der Proteinbaustein Phenylalanin Schmerzen zu lindern und sorgt für eine bessere Stimmung. Von der Aminosäure Tryptophan können Leistungssportler profitieren, da sie Stress mindert, Stimmungsschwankungen ausgleicht und für guten Schlaf sorgt. Dieser ist ja gerade vor einem Wettkampf wichtig. Der für Athleten und Schwerarbeiter besonders wertvolle Proteinbaustein Valin sorgt für den Muskelmetabolismus, für die Reparatur des Gewebes und für die Aufrechterhaltung eines ausgewogenen Stickstoffhaushalts im Körper.

Leistungssportler aus aller Welt nutzen schon den energetisierenden Effekt der Alge. Sie nehmen zehn oder mehr Tabletten 30 Minuten vor dem Training oder Wettkampf. Der über vierzigjährige hawaiianische Marathonläufer Kawika Spaulding nahm täglich 50 bis 60 Spirulinatabletten ein, als er 1994 in 64 Tagen die unbarmherzige 3000-km-Strecke von Los Angeles nach New York lief. Nur fünf der 14 Läufer kamen an. Im Hawaii-Rennen, das über 228 Meilen ging, siegte der mittlerweile 43-jährige zähe Athlet wieder einmal. Natürlich war sein *Tank* auch diesmal mit Spirulina aufgefüllt.

Auch der amerikanische Bergsteiger Dan Stocking aus Alaska versorgte sich mit Spirulina bei seinem Versuch im Jahre 1995, den höchsten Berg Nordamerikas, den 6198 Meter hohen Mt. McKinley, zu bezwingen.

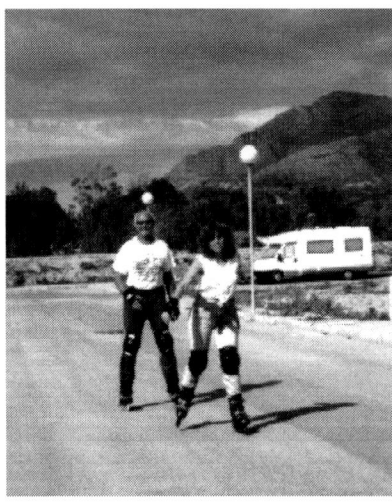

Spirulina liefert alles, was der Körper für den gesamten Stoffwechsel braucht und wirkt wie ein Oktan - Booster für den Treibstoff im zellulären Motor. Kein Wunder, dass sich immer mehr Olympioniken und andere auf Leistung und Ausdauer angewiesene Personen auf das *Grüne Gold* verlassen.

Auch beim Inline-Skaten sorgt Spirulina für das nötige Durchhaltevermögen. Wir planen gerade eine geführte Fitnessreise mit Reisemobilen durch Marokko, von der die Teilnehmer gesund, schlank Und mit neuem Lebensmut heimkehren können.

Der afrikanische Meister im Triathlon Simon Finch absolviert täglich ein intensives 5-Stunden-Training. Ohne Nahrungsergänzung hat er Probleme, die verbrannten Nährstoffe wieder aufzufüllen. Seit er Spirulina zusammen mit dem natürlichen schwefelhaltigen Schmerzmittel MSM (unter dem Namen *Take away* oder *Pain away* in Südafrika, Holland, USA etc. im Handel) benutzt, erlebt er einen *unglaublichen Erholungseffekt* zwischen seinen Trainingsperioden. *Ich fühle mich jeden Morgen energiegeladener und frischer, egal wie hart ich am Tag zuvor trainiert habe.*

Der Paddler Guido Peria ist unglaublich erstaunt darüber, dass er mit Spirulina von einem Tag zum anderen voll regenerieren kann. *Jeden Tag konnte ich genauso hart trainieren wie am Vortag, was sehr wichtig ist, um das Beste aus dem Körper herauszuholen und das Maximum aus der Trainingsperiode.* Auch war der Sportler während des 8 Monate dauernden Trainings in den z. T. verschmutzten Flüssen kein einziges Mal krank geworden, nicht mal das kleinste Anzeichen einer Erkältung.

Der Weltklasseschwimmer Theo Verster aus Durban konnte von Anfang an mit Spirulina phantastische Resultate erzielen

Allerdings *am Anfang nahm ich die Tabletten vor den Mahlzeiten und unglücklicherweise verlor ich eine Menge Gewicht.* Nachdem er den Rat bekam, die Tabletten nach den Mahlzeiten zu nehmen, war der Unterschied sofort zu merken. *Wie ein Wunder! Ich konnte nun härter trainieren, und mein Gewicht stabilisierte sich, eine ideale Situation für einen Schwimmer. Ich bin höchst beeindruckt mit dem Spirulina-Produkt, und meiner Erfahrung nach gibt es nichts Gleichwertiges.*

- Konzentrierte Superfoods werden als Kraft-Ergänzungsnahrung bei Athleten immer beliebter

- Sportler aus aller Welt nutzen den energetisierenden und regenerierenden Effekt der Alge

- Marathonläufer und Bergsteiger schätzen die Schraubenalge, da sie wie ein Oktanbooster für den Treibstoff im zellulären Motor wirkt

- Spirulinas ideal aufeinander abgestimmtes Aminosäurenprofil lindert Schmerzen, hebt die Stimmung und sorgt für Aufbau und Regeneration der Muskelzellen sowie für Energie und Ausdauer

- SOD und andere Enzyme in Spirulina sowie Gamma-Linolensäure lindern Blutergüsse und Entzündungen und verhindern Gelenkabnutzungen

Die Odenwälder Landsenioren studierten mit großem Interesse die Informationen zum Vortrag über das *Blaugrüne Wunder*

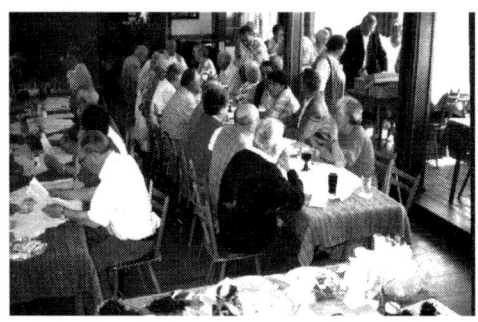

Ältere Menschen – vom Abstellgleis auf die Überholspur

Senioren profitieren besonders von der blaugrünen Alge, da der Stoffwechsel bei fortschreitendem Alter langsamer vonstatten geht. Leichte, vitalstoffreiche Kost ist daher besonders wichtig. Spirulina ist als Pulver bereits in einer halben Stunde verdaut, so dass die hochwertigen Nährstoffe rasch im Blut gelöst den Zellstoffwechsel in Gang bringen können.

Ältere Menschen, die täglich 5 – 10 g Spirulina konsumieren, stärken ihr Immunsystem und beugen somit Krankheiten vor

Zudem wird die Haut wieder elastischer, die Haare wachsen wieder kräftiger, mitunter sogar in der Originalfarbe. Die Nägel brechen weniger leicht und Altersflecken verschwinden dank der zahlreichen Antioxidantien, wie Beta-Carotin, Vitamin E, Selen, Zink, Kupfer, Mangan, SOD und der unzähligen anderen Enzyme in der Alge.

Mit der neu gewonnenen Lebenslust und der Energie sind ältere Menschen öfter bereit, sich in der Familie oder ehrenamtlich in der Gemeinde zu engagieren. Meine Mutter z. B. leitet noch im Alter von 77 Jahren im Rahmen der Agenda-21-Gruppe *Soziales* einen fortlaufenden Handarbeitskurs (im Bild links). Ihre gleichaltrige Freundin (im Bild re.), die ihr mitunter beim Unterrichten hilft, schickt mir hin und wieder eine E-mail und berichtet über ihre Fortschritte am PC.

Beide aktive Frauen möchten keinesfalls mehr auf ihr *Grünes Gold* verzichten.

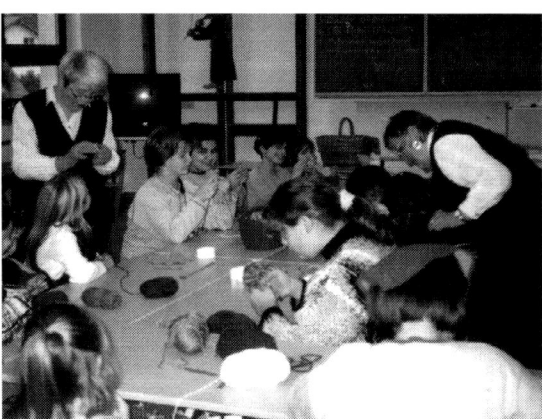

Vitale Tiere mit Spirulina als Futtermittelzusatz

Tierzüchter rund um den Globus schätzen die Mikroalge als vitalstoffreichen Futtermittelzusatz, denn sie erhält den tierischen Organismus gesund und verbessert die Qualität von Fell, Haut und Gefieder. Spirulina wird als Multi-vitamin- und -mineralstoffkonzentrat dem Fischfutter zugesetzt und eignet sich ebenso als ergänzende Kraftnahrung für Tiere, die Hochleistungen er-bringen sollen.

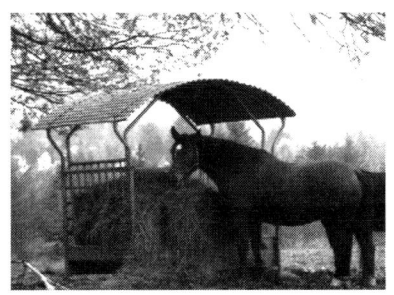

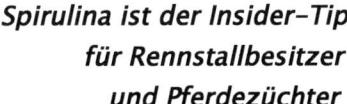

Spirulina ist der Insider-Tip
für Rennstallbesitzer
und Pferdezüchter

Unsere animalischen Lieblinge können besonders von der Alge profitieren, wenn infolge von Ernährungssünden arthritische Beschwerden auftreten oder das Fell ausgeht bzw. seinen Glanz verloren hat. Auch wenn unsere Lieben einmal verreisen müssen, ist Spirulina mit seinen beruhigend wirken-den Vitalstoffen und Aminosäuren ein geeignetes Mittel, die Aufregung in Grenzen zu halten bzw. den Tieren zu einer heiteren Gelassenheit zu ver-helfen.

Unser Kater Max mag es, wenn ich ihm das Spirulinamehl einfach über sein gewöhnli-ches Fressen streue

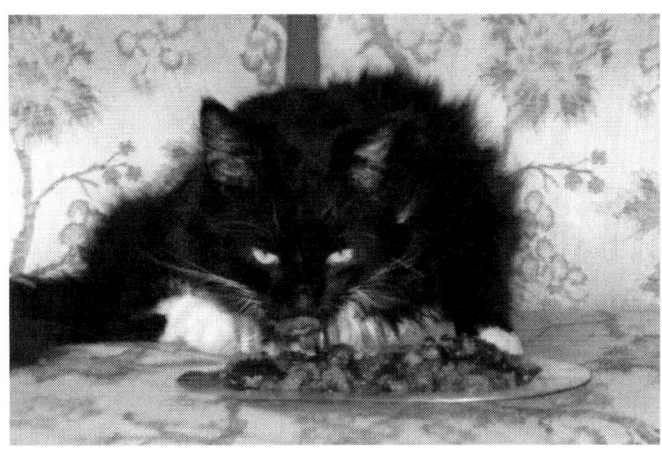

Erfahrungsbericht:

Im Spätsommer 2000 stand die Katze des Imkers B. aus Östringen kurz vor dem Einschläfern. Noch einige Monate zuvor sprang sie auf die Türklinken und konnte sich so frei im Haus bewegen. Aber in letzter Zeit lag sie nur noch apathisch herum. Bereits zwei Wochen nach der regelmäßigen Verabreichung von täglich 2 Spirulinatabletten hatte das 17-jährige Samtpfotenwesen seine Sprungkraft und damit ein Stück Freiheit zurückgewonnen. Es konnte nun wieder die Türen öffnen und war auch sonst die alte vitale Katze.

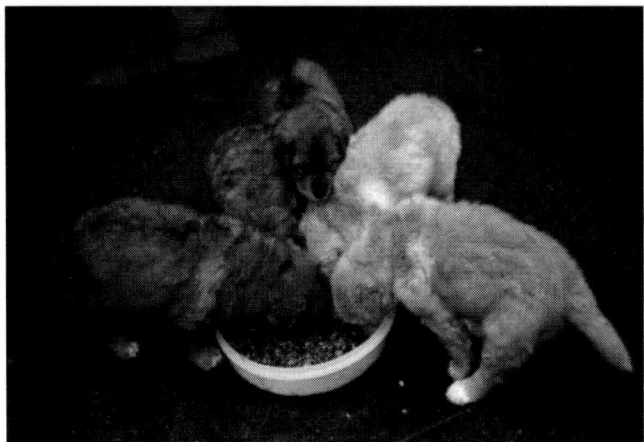

Diese süßen Hovawart-Welpen einer Nachbarin stürzten sich auf das 1. Spriulina - Fresschen ihres fünf Wochen alten Lebens und putzten in Nullkommanix die Platte

Vegetarische Vollwertmahlzeit für Hunde

Füllen Sie den Napf halb voll mit den Lieblingsgetreideflocken Ihres Hundes. Dazu geben Sie

- ¼ bis ½ TL Spirulinapulver
- 1 EL kaltgepresstes Olivenöl
- 2 – 3 EL Quark oder Hüttenkäse

Diesem Grundrezept dürfen Sie natürlich auch noch Ihre vegetarischen Essensreste beimengen, damit der Hund nicht aus lauter Langeweile über das Hundefuttereinerlei die Freude am Fressen verliert.

VI. NATÜRLICH SCHÖN MIT SPIRULINA

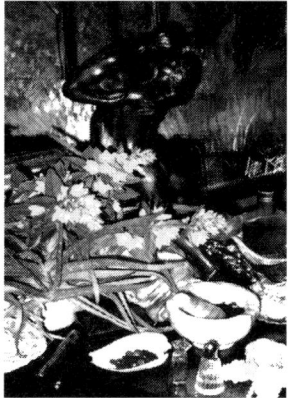

Rezepte für selbstgemachte Algenkosmetik

Erfrischende und straffende Maske
1 TL (Teelöffel) Aloe-Gel   mit
¼ TL Spirulinapulver   verrühren.

Auf Stirn, Wangen und Hals auftragen und nach
10 Minuten mit warmem Wasser abwaschen.

Antifalten-Gesichtsmaske
½ -1 TL Spirulinapulver   zusammen mit
2 - 3 EL Olivenöl   zu einem Brei verarbeiten und auf Gesicht und
     Hals auftragen. Darüber ein Zellstofftuch legen
und über dieses ein feuchtes Kompressenhandtuch geben. Nach 20 Minuten
wieder gründlich entfernen.

Haut- und-Haar-Packung
1 Eigelb von freilaufenden Hühnern
2 - 3 EL Olivenöl   tropfenweise zum Ei geben
2 Messerspitzen Spirulinapulver oder
1 zerstoßene Spirulinatablette   unterrühren

Mayonnaise in Haarspitzen und Haarboden einarbeiten, etwas auf Gesicht
und Décolleté auftragen. Nach 10 Minuten die Gesichtsmaske mit lauwar-
mem Wasser entfernen. Das Haar nach etwa einer Stunde waschen.

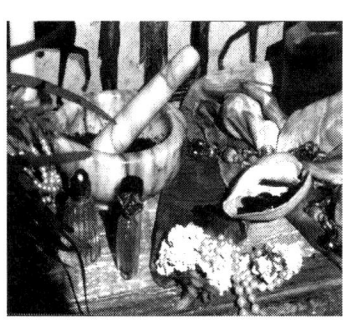

Getönte Creme für die normale Haut
10 g Lanolin
5 g Bienenwachs   und
3 g Kakaobutter   im Wasserbad lösen
20 ml Olivenöl   und
15 ml Weizenkeimöl   dazugeben
30 ml Wasser   und
20 Tr Micropur   zufügen
(Apotheke)   (Schneebesen).
     Nach Erkalten
¼ TL Spirulinapulver   breitflächig über die Creme streuen sowie
2 ml Walnussschalenöl   oder
Schwarzteeextrakt   (5 Beutel Tee in ¼ Tasse Wasser kochen) und
3 Tr Parfümöl   zufügen

Rank und schlank mit der Schraubenalge

Schon in den achtziger Jahren wurde das *Grüne Gold* als Mittel zum Abnehmen propagiert, da die Studienergebnisse von Prof. E.W. Becker seinerzeit eindeutig den appetitmindernden Effekt der Alge bewiesen. Es gibt allerdings hin und wieder Berichte von Personen – vor allem von solchen, die unter Nährstoffmangel aufgrund von unausgewogener Kost, Zigaretten- und/oder Alkoholkonsum leiden – bei denen Spirulina plötzliche Heißhungerattacken auslösen. In solch einem Fall sollte unbedingt zu allererst eine gründliche Darmreinigung stattfinden. Dies empfiehlt sich generell. Denn wenn die Darmwände verschlackt sind, können die wertvollen Stoffe der Alge nicht absorbiert und dem Blut zugeführt werden. Die verkrusteten Ablagerungen müssen erst gelöst und ausgeschieden werden, sonst haben Sie wenig von Ihrer Abmagerungskur und produzieren nur teuren Urin und Kot.

Darmreinigung
Trinken Sie eine Woche lang jeden Morgen 1 gestrichenen TL Bittersalz (Magnesiumsulfat, $MgSO_4$) in ¼ Liter Wasser gelöst, mindestens ½ Stunde vor dem Frühstück; in der zweiten Woche nur noch jeden zweiten Morgen, danach nur noch zweimal pro Woche und schließlich nur noch einmal wöchentlich.

Nach diesen vier Wochen sollte Ihr Darm gereinigt sein, und die blaugrüne Alge oder andere Nahrungsergänzungsmittel können zum Einsatz kommen. Da Spirulina in der Lage ist, die Lactobazillen zu vermehren, ist es besonders geeignet, dem Darm wieder zur Neubesiedelung mit diesen nützlichen Mikroben zu verhelfen. Andere Mittel zur Darmsanierung sind Schafsjoghurt, Sauerkraut und andere milchsaure Gemüse (in Maßen verzehrt).

Zur Anregung der Darmperistaltik führen Sie täglich eine sanfte Darmmassage durch. Ein Flohsamenschalenpudding am Abend bringt eine besonders angenehme Ausscheidung. Falls sie nur ganzen Flohsamen bekommen, der eher verstopft als abführt, können Sie sich Flohsamenschalenpulver bei *Spira Verde*, 63544 Hammersbach schicken lassen.
Tel.: 06185 - 2742, Fax: 2744

Spirulina hilft bei Cellulite

Die Orangenhaut ist ein so weit verbreitetes Problem, vorwiegend bei Mädchen und Frauen, da wir immer fetter essen und uns immer weniger bewegen. Dadurch staut sich Flüssigkeit in den benachbarten Lymphgefäßen.

Neben einer fettarmen Kost ist das einzige, was gegen die schon vorhandenen Dellen hilft, eine Kombination aus Massage mit dem unten aufgeführten Firming-Gel sowie Isometrik, Inline-Skaten, Radeln, Trampolinspringen und Dehnübungen

Da Niacin (Vitamin B3) die Fettverbrennung beschleunigt, empfiehlt sich eine niacinreiche Kost. Alle Fischsorten, besonders frische Sardellen, Pilze und Geflügel enthalten dieses Vitamin, das auch in Spirulina und anderen Algen zu finden ist. Niacin sorgt für gute Durchblutung und gesunde Haut. Dies erklärt, warum Vegetarier, die keine Algen konsumieren, aufgrund einer weniger rosigen *Haut ungesünder* aussehen. Allerdings täuscht der äußere Schein.

Firming-Gel: ½ TL Spirulinapulver mit 1 TL Aloe-vera-Gel und 1 EL Soja-Hanf- oder Sesamöl verrühren. Auf beiden Handflächen gleichmäßig verteilt auf die betroffenen Stellen am inneren hinteren Oberschenkel auftragen und mit gebeugten Knien, die Hände an den Kniekehlen, nach oben hin ausstreichen. Wieder in die Knie gehen und das Ausstreichen 15 bis 20 mal wiederholen. Nach 10 bis 15 Minuten die angetrocknete Oberschenkelmaske mit warmem Wasser abwaschen und mit kalten Güssen beenden.

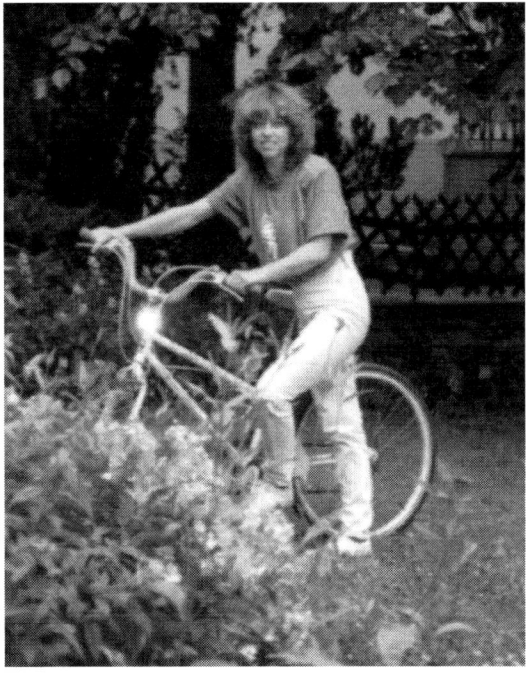

Bei den fragwürdigen Gesetzen, die Inline-Skater auf die Gehwege verbannen, wird es jedoch etwas problematisch, das Programm voll durchzuziehen. Da ich Fahrradfahrer für reaktionsschneller halte als manche Fußgänger, werde ich künftig das Gesetz brechen müssen, um letztere nicht unnötig zu gefährden. Oder vielleicht kommen wir als Skater damit durch, wenn wir das Einradfahren (Vorderrad mit Lenker und Klingel) mit dem Inline - Skaten kombinieren. Geniale Erfinder rasch ans Werk!

VII. SPIRULINA-ERFAHRUNGEN RUND UM DEN GLOBUS

In mehr als 40 Ländern wird Spirulina in Form von Tabletten, Pulver und Kapseln angeboten bzw. das Pulver Lebensmitteln, Getränken und Kosmetika zugefügt. In den späten 70er Jahren begann in Japan der Verkauf von Spirulina. 1979 wurde die blaugrüne Alge von der Firma *Earthrise* in den Naturkostläden in den USA eingeführt und ebenso auf multidimensionaler Verkaufsebene durch die Firma Light Force (Henrikson 1997) vertrieben. 1981 löste die Überschrift der Boulevardzeitung *National Enquirer* vom 1. Juni über diesen ärztlich empfohlenen Appetitzügler eine wahre Verkaufswelle in den USA aus, die auch über den großen Teich nach Europa schwappte. Da zu jener Zeit aber nur wenige Spirulinafarmen produktiv waren, konnten die Händler das begehrte Algenkonzentrat nicht in den erwünschten Mengen geliefert bekommen. Sie mischten große Mengen billiger grüner Füller, wie z. B. Alfalfagras bei. Die Menschen fühlten sich betrogen; vor allem, weil sie Spirulina für eine magische Pille zum Abnehmen hielten und sie einen schnellen Erfolg erwarteten. Seit 1987 erlebt Spirulina wieder ein Comeback mit seit 1991 steigender Tendenz von jährlich etwa 30 bis 40 Prozent.

Die folgenden Erfahrungsberichte aus Deutschland sind mir persönlich zugetragen worden.

Erfahrungsberichte aus Deutschland

Mit diesem Bericht habe ich begonnen, da er Ihnen deutlich macht, dass der Hippokratische Eid, der von den Medizinern verlangt, nie zum Nachteil der Patienten zu handeln, noch ernst genommen wird. Beim Campen an der Mosel lernte ich eine in Battenberg lebende Berlinerin kennen, die **aufgrund einer Chemotherapie keine Haare mehr** auf dem Kopf hatte. Ich empfahl ihr Spirulina. Nach der Einnahme der Alge fingen ihre Haare sofort zu sprießen an, und die Frau verfügt mittlerweile wieder über ihr prachtvolles Haarkleid. Sie kaufte eines meiner Spirulinabücher und zeigte es ihrem Arzt. Dieser war so begeistert, dass er Spirulina nun seinen Patienten empfiehlt!

Frau K. aus E. leidet öfters unter vermutlich allergisch bedingter **Verstopfung der Nase**. Jedesmal wenn sie daraufhin 3 - 4 Spirulinatabletten schluckt, geht es ihr einige Minuten später wieder besser.

Herr W. aus Sch., der sonst jedes Jahr **Heuschnupfen** hatte, war in diesem Jahr überhaupt nicht davon betroffen. Seit einigen Monaten nimmt er regelmäßig Spirulina als Nahrungsergänzung. Als ihm seine Cousine erklärte, dass die gegen Allergie wirkende Alge für das Ausbleiben seines Schnupfens verantwortlich gemacht werden kann, war er total begeistert und kaufte gleich noch zwei große Gläser von dem *Grünen Gold*.

Frau B. aus W. hatte vor der Einnahme von Spirulina regelmäßig nach dem Duschen einen **Juckreiz am ganzen Körper**. Sie probierte verschiedene Seifen, diverse Duschgels und milde bzw. pH-neutrale Waschlotionen aus, der Juckreiz blieb gleich. Nach dem Konsum von Spirulina hat Frau B. nun nach dem Duschen oder Baden keine Hautprobleme mehr.

Frau M. aus U. litt ständig unter **Anämie**. Verursacht wurde die Blutarmut **durch Magengeschwüre**, die sie sich stressbedingt von 1989 bis 1998 zweimal pro Jahr zugezogen hatte. Seit 2 Jahren nimmt Frau M. regelmäßig jeden Tag 6 Spirulinatabletten ein. Seither hat sie nicht nur ausgezeichnete Blutwerte und ist frei von Magenbeschwerden, sie freut sich auch über stabile schöne Fingernägel und glänzende, nicht mehr brüchige Haare.

Frau S. aus M. nimmt seit 6 bis 7 Wochen Spirulina. Sie kann wieder ruhiger schlafen, kein **Probleme wälzen** mehr während schlafloser Phasen. Auch tagsüber drücken sie die Sorgen nicht mehr so nieder. Ihre früher eher **trockene Haut** ist elastischer geworden und die **Hornhaut** an den Füßen ist verschwunden. Das Verlangen nach Fleisch und Käse hat nachgelassen. Sie hat auch keinen Appetit mehr auf alkoholische Getränke, dafür aber mehr auf Obst und Grünzeug bzw. rohes Gemüse. Herr S. konnte nach langer Zeit endlich einmal wieder durchschlafen. Seine **Altersflecken**, die zum Teil schon Veränderungen aufwiesen, werden immer kleiner und heller, einige sind schon ganz verschwunden.

Der sachkundige Imker, der jeden Samstag seine Naturerzeugnisse auf dem Heidelberger Markt anbietet, ist ganz begeistert von der Lichtnahrung. An seiner 17-jährigen Katze hat er die Wirkung zuerst schätzen gelernt. Und mit Kleinkindern, Tieren und Pflanzen lassen sich die positiven Wirkungen immer am besten beweisen. Denn sie bilden sich Verbesserungen nicht ein. Siehe Kapitel *Vitale Tiere mit Spirulina als Futtermittelzusatz.*

Die Frau des Imkers stand kurz vor einer **Hüftgelenksoperation**. Sie konnte nachts vor Schmerzen nicht schlafen und war immer erst gegen Mittag aufgestanden. Nach der Einnahme von Spirulina ließen die Schmerzen nach und Frau B. konnte nachts wieder schlafen und morgens ihren häuslichen Pflichten nachkommen. Auch die familiäre Atmosphäre entspannte sich, da der Ehemann nicht mehr vom Stöhnen der Frau wachgehalten wird und unter der mangelnden Versorgung leiden muss.

Frau W. aus E. litt seit langem unter **Neurodermitisschüben**, die alle drei bis vier Wochen auftraten. In einem Lebensmittel- und Naturkostladen bekam sie Spirulina in ansteigender Dosierung empfohlen. Frau W. nahm 2 bis 4 Spirulinatabletten täglich, und als sie drei Tage später wieder in den Laden kam, war von dem rötlich-schuppigen Hautausschlag im Gesicht kaum noch etwas zu erkennen.

Frau K. aus M. berichtete, dass nach der Einnahme von Spirulina ihre **Beschwerden während der Wechseljahre** in Form von Hitzewallungen völlig verschwunden sind. Herr K.., der schon vier Mal an seiner Wirbelsäule operiert wurde, nahm gegen seine **Rückenschmerzen**, die auf einer ständigen Überlastung während seiner Arbeit als LKW-Fahrer beruhen, 3 x täglich eine Tramal long 100, 3 x 40 Tropfen Valoron und 3 x 25 Tropfen Novalgin. Vor einiger Zeit schenkte ich ihm 540 Spirulinapresslinge. Davon nahm er 3 x 2. Als ich seinerzeit anrief und über mein Wasserbuch sprach, erklärte ich ihm, dass unser Trinkwasser Spuren von mit dem Urin ausgeschiedene Medikamente enthält, die von den Kläranlagen nicht eliminiert werden. *Aber nicht von mir* entgegnete er. *Seit ich Spirulina nehme, brauche ich keine Medikamente mehr.* Bedenkt man, um welches Geschütz es sich bei Tramal handelt, ist das schon an ein wahres Wunder.

Stellen Sie sich vor, wie rein unser Trinkwasser sein könnte,
wenn wir alle Spirulina gegen Schmerzen und andere
Gesundheitsprobleme nehmen würden!

Erfahrungsberichte aus Südafrika

Eine durch Familie und Beruf stark beanspruchte junge Frau aus Wartburg, die 6 Tage in der Woche zur Abendschule fährt, schreibt: *Vor einem Monat entdeckte ich Spirulina, und nun kann ich es mit der Welt aufnehmen.* **Kein Gähnen mehr morgens bei der Arbeit, ich schreie nicht mehr mit der Familie,** *wenn ich heimkomme. Mein anstrengender Job ist weniger stressig. Ich bin nun Samstag morgens bei meinen Vorlesungen wach und habe* **entschieden mehr Energie.**

Auch Frau S. P. aus Durban fühlt sich nach der dreimonatigen Einnahme von Spirulina **derart energetisiert, *dass es selbst mein Mann nicht mit mir aufnehmen kann,*** *wenn Sie wissen, was ich meine.* Eines versteht sie allerdings nicht: ***Warum kann die Krankenkasse für ein so gutes Produkt nicht zahlen?*** *Würden mehr Leute Spirulina nehmen, müssten sie die Ärzte nicht so oft aufsuchen, und gesündere Mitglieder bedeuten weniger Forderungen medizinischer Leistungen.* Ja, das wäre schön Frau P., wenn Interessenkonflikte dem Wandel vom Krankheitsgeschäft zum Gesundheitswesen nicht im Weg stünden.

Frau P.s Tochter saß am Hochzeitstag weinend, nervös und voller Angst in der Küche. Friseur und Make-up-Frau warteten. Irgendwann fiel Frau P. Spirulina ein, und sie gab ihrem Mädchen 2 Tabletten. *Zehn Minuten später war meine Tochter eine andere Person. Sie war ruhig und gelassen. Ihre* **Verkrampfung und Nervosität waren verschwunden.** *Alle Hochzeitsgäste sagten, dass sie noch nie so eine strahlende Braut gesehen hätten.*

Frau M. U. aus Wolmaransstad benötigte entzündungshemmende Pillen gegen ihre **rheumatischen Schmerzen**. Die Frauen in der Apotheke empfahlen ihr Spirulina. Seither hat die 55-jährige Frau keine Schmerzen mehr.

Ein 67-jähriger Mann aus Pretoria ist seit fünf Jahren *aufgrund von Impotenz geschieden*. Er habe *Tausende von Rands ausgegeben, um in Ordnung zu kommen, aber ohne Erfolg*. Der Mann hörte von Spirulina und nahm zwei Tage lang 1 Tablette, die nächsten 2 Tage 2 und dann 3 Tabletten. Das war am 13.1.2000. In der Nacht auf den 18. Januar erwachte er außer sich vor Freude über seinen steifen Penis.

Kurz nach einer Operation hatte Frau D. aus Despatch nur noch ganz **schwache Abwehrkräfte** und zog sich eine Infektion unter den Fingernägeln zu. Ein halbes Jahr nachdem sie Spirulina probierte, gehörte sie schon einem Wanderclub an. Sie schläft besser denn je, und ihre Haare, Nägel und Haut sind ausgezeichnet. *Jeder hat bemerkt, dass ich besser aussehe und mich besser fühle. Keiner glaubt mir, dass ich 63 Jahre alt bin.*

Frau D. B. probierte alle Diäten zum Abnehmen, hatte sich Fett absaugen lassen und nahm zahlreiche Vitamine, um durch den Tag zu kommen. *Seitdem ich Spirulina nehme, muss ich nicht mehr eine Menge verschiedenster Produkte benutzen, denn Spirulina hilft gegen alles.*

Frau S. D. T., die an einer degenerativen Krankheit litt, entdeckte die Alge vor 2 Jahren. Vor dieser Zeit war sie **nicht in der Lage, morgens aufzustehen,** als besonders peinlich empfand sie ihre **Vergeßlichkeit**. Heute ist sie fit und ihr Gedächtnis funktioniert super. Sie hält sich für den lebenden Beweis für die Wirkung von Spirulina, denn *mein Arzt hatte meinem Mann gegenüber geäußert, dass ich niemals mehr fähig wäre, ein normales Leben zu leben. Ich führe nicht nur ein normales Leben, sondern ein qualitativ besseres als je zuvor.*

Frau M. S. aus Witbank litt mehr als 15 Jahre lang unter stärkstem **Juckreiz an den Füßen**. Keine Arznei und kein Arzt konnten helfen. Als sie im Radio von Spirulina hörte, hatte sie sich gerade wieder einmal eine gehörige **Entzündung der Nebenhöhlen** zugezogen und probierte es aus. Innerhalb von drei Monaten war nicht nur ihr Immunsystem gestärkt, auch ihre Füße waren völlig geheilt.

L. S. schreibt:

Nur wenn man aufhört es zu nehmen, erkennt man Spirulinas Nutzen

Der Student K. R. gibt an, dass sich sein Leben nach der Einnahme von Spirulina völlig verändert hat. Zum ersten Mal schlief er vor einer schriftlichen Examensarbeit. Er hat mehr Energie, dazu eine wesentlich **bessere Konzentration** und ist **nicht mehr so ängstlich** wie früher.

E. W. aus Durban nennt Spirulina *Wundersupplement des Milleniums*, da es Krebs vorbeugt, das Gewicht kontrolliert, die Verdauung reguliert und dem Körper eine Chance gibt, seine Jugendlichkeit und Vitalität zu erhalten.

Herr L. aus Link Hills leidet seit seiner Jugend an **Bluthochdruck**. Im Januar 1999 begann er Spirulina zu nehmen, im Frühjahr lag sein Blutdruck mit 129/76 im Normbereich. Auch seine **chronische Schlaflosigkeit** hat ein Ende, ebenso die Einnahme von Schlaftabletten und Antidepressiva.

Frau J. J. aus Durban hatte gehört, dass Spirulina innerlich heilt, Infektionen bekämpft und die Abwehrkräfte stärkt. Da bei ihr im Juli 1999 eine Brustoperation anstand, nahm sie täglich 6 Spirulinatabletten, um ihre Resistenz aufzubauen. Eine Woche nach der Operation sagte ihr Schönheitschirurg, dass er in all den Jahren seiner Praxis noch nie jemanden gesehen hätte, dessen **Narben so schnell verheilt** waren.

Erfahrungsberichte aus den USA

H. N. aus Helen, Georgia, leidet dank Spirulina nicht mehr unter einem **chronischem Müdigkeitssyndrom**.

M. S. aus Fullerton, California, litt unter einem schmerzvollen Zustand, bekannt als **Reiter-Krankheit**. Nach mehreren Versuchen mit unterschiedlichen Schmerzmitteln, die alle auf den Magen schlugen, gab ihr eine Freundin Spirulina. Nach ein paar Tagen geschah etwas wundervolles: *Ich stellte fest, dass ich keine Schmerzen hatte.* Frau S. führte dies nicht auf Spirulina zurück, sondern nahm ein natürliches Geschehen an. Nach einigen Wochen ging ihr Vorrat an den Algentabletten zur Neige und tatsächlich kamen die quälenden Schmerzen zurück. Nach einigen schmerzvollen Tagen fiel ihr plötzlich ein, dass es doch das Spirulina gewesen sein musste und besorgte es sich wieder. Die Arthritis ist seit 6 Monaten verschwunden, und auch ihr sonstiger mentaler und physischer Zustand ist besser geworden.

Die 63-jährige A. W. aus Mebourne, Florida hatte starke Schmerzen an Finger- und Fußgelenken. 3 Wochen nach der Einnahme von Spirulina waren **Wundsein und Schmerzen** verschwunden. Nach der zweiten Packung konnte sie 8 und mehr Stunden am Stück arbeiten (Reinemachen), ohne Schmerzen zu haben. Als sie Spirulina absetzte, hatte sie 2 Wochen später wieder Schmerzen. 4 Tage nach der erneuten Einnahme waren Schwellung und Schmerzen wieder weg.

Seit Frau C.B. L. aus Indialantic, Florida Spirulina nimmt, hat sie viel mehr Energie, ist nicht hungrig zwischen den Mahlzeiten und hat keine **Erkältungen und grippale Infekte** mehr.

VIII. ERGEBNISSE DER FORTLAUFENDEN SPIRULINASTUDIE

Die 61 Freiwilligen, die den Fragebogen bisher ausgefüllt haben, litten an den unterschiedlichsten Immunmangel- bzw. Zivilisationserkrankungen, wie AIDS, Akne, Allergie, Anämie, Arthritis, Candida, chronische Bronchitis und andere entzündliche Erkrankungen. Depression, Diabetes, Herpes, Herzbeschwerden, Krebs, Kreislaufprobleme, Leber- und Gallenbeschwerden, Magen- und Darmgeschwüre, MS, Neurodermitis, Osteoporose, Rheuma, Sarkoidose, Schilddrüsenprobleme, Schuppenflechte, und last but not least litten sie am Hauptverursacher aller Krankheiten, der Übersäuerung.

Die Arbeitshypothese basiert darauf, dass Unwohlsein aufgrund von unnatürlicher Lebens- und Ernährungsweise sich langsam zu Krankheit entwickelt und durch die immunstärkende blaugrüne Mikroalge Spirulina sich langsam wieder zu Wohlsein zurück entwickeln kann – ohne destruktive Chemikalien, Skalpelle oder schädliche Strahlen

Denn gesundheitliche Störungen zeigen in der Regel die Vergiftung des Körpers an. Und die Symptome drücken ein Bemühen des Organismus aus, sich von allem, was nicht in den Körper hinein gehört, zu befreien. Die einzig sinnvolle Therapie ist daher, dem übersäuerten Organismus bei der Ausscheidung zu helfen. Zum Entmineralisieren und Ausscheiden der Säurekristalle empfiehlt Paul C. Bragg eine mindestens einwöchige Fastenkur mit dampfdestilliertem Wasser und dem Saft frischer Zitronen und falls gewünscht ¼ bis ½ TL Honig. Außerdem rät der US-Gesundheitsexperte, viel Fruchtsäfte zu trinken sowie Obst und Gemüse zu essen. Denn Früchte enthalten das lebendigste Wasser überhaupt: höchst strukturiert und mit der Kraft, Schadstoffe zu lösen und auszuschwemmen. Nur wenn Wasser Kristalle bildet, also Cluster oder Molekülhaufen, kann es seine Aufgabe, den Körper zu reinigen, erfüllen. Unser gewöhnlich zu Tode behandeltes, strukturloses Leitungswasser ist dazu wieder in der Lage, wenn wir es durch die Verwendung eines Wasseraktivierungsgerätes beleben (Meyer 2002).

Die Teilnehmer der Studie waren aufgefordert, 4 - 6 Wochen lang einen Esslöffel Spirulinapulver oder 20 - 25 Tabletten zu konsumieren. Nach dieser Zeit konnten sie der Alge die unterschiedlichsten positiven Wirkungen auf ihre Gesundheit bescheinigen. Folgend sind die von den Teilnehmern angegebenen Verbesserungen von Körperfunktionen, Symptomen bzw. Laborwerten in Prozenten aufgeführt. Die Mehrfachnennungen der 61 Personen deuten auf einen insgesamt harmonisierenden und balancierenden Effekt der Alge auf den Organismus hin.

Verbesserungen durch die Einnahme von Spirulina:

- Ausscheidung   62 % (38 Personen)
- Gemütsverfassung   57 % (35 Personen)
- Verdauung   56 % (34 Personen)
- Entspannung, Schlaf   54 % (33 Personen)
- Haut   48 % (29 Personen)
- Energie und Ausdauer   43 % (26 Personen)
- Gedächtnisleistung   40 % (25 Personen)
- Appetit (vermehrt/vermindert)   38 % (23 Personen)
- Leberwerte   35 % (21 Personen)
- Kreislauf   31 % (19 Personen)
- Schmerzen   28 % (17 Personen)
- Blutwerte, Anämie   25 % (15 Personen)
- Allergische Reaktionen   21 % (13 Personen)
- Blutdruck   20 % (12 Personen)
- Entzündungen   20 % (12 Personen)
- Cholesterinwerte   13 % (8 Personen)
- Augen   10 % (6 Personen)
- Haare   10 % (6 Personen)

Die indirekte Befragung durch individuell ausgefüllte Fragebögen kann nur eine tendenzielle Aussagekraft haben. Zum Beispiel haben nur diejenigen Personen eine Aussage über ihre Leber- bzw. über allgemeine Blutwerte machen können, bei denen diese Laboruntersuchungen durchgeführt worden waren. Einige der Probanden beantworteten nicht alle Fragen, andere gaben ihre Gesundheitsprobleme am Anfang nicht an, berichteten aber über Verbesserungen. Z. B. erklärten nur 3 Teilnehmer, dass sie Gelenkschmerzen haben, aber 17 berichteten über weniger Arthritisschmerzen. Interessanter wäre es, wenn bei allen Teilnehmern ein Statusbericht vor und nach der Spirulinaeinnahme durchgeführt werden könnte. Außerdem sollten im Hinblick auf die Kostenexplosion im *Krankheitswesen* die vielen Reagenzglasstudien mit Spirulina durch klinische Untersuchungen verifiziert werden.[1]

---

[1] Vielleicht habe ich in Kürze die Gelegenheit einer solchen Überprüfung. Ich hatte nämlich die schon traditionelle *Tour der Hoffnung* am 17.8.2001 eine kleine Teilstrecke mitgestrampelt. Bei dieser Wohltätigkeitsveranstaltung radeln jedes Jahr Prominente durch Deutschland und sammeln dabei viele Millionen für krebskranke Kinder. Da ich mein gutes Geld nicht für neue Chemotherapien ausgeben wollte, spendete ich 10 große Gläser Spirulinatabletten. Als ich sie bestellte, fand der Anbieter die Idee, den krebskranken Kindern eine bessere Chance zu geben und dabei den Wert der Alge beweisen zu können so gut, dass er mir jede benötigte Menge von Algentabletten zur Verfügung stellen möchte. Mein Enthusiasmus ist allerdings nach dem ersten Interview mit einem der sechs Professoren, die unterstützt werden, gebremst worden. Denn als

Zumindest an sogenannten *hoffnungslosen Fällen, die* von ärztlicher Seite aufgegeben werden, wenn diese mit ihrem Latein am Ende sind.

Es wäre ein Segen für die Menschheit und ganz im Sinne von Hippokrates, wenn die nachweislich immunstärkende Spirulinaalge an sogenannt hoffnungslosen Fällen von Krebs getestet würde, statt auf grausame Weise in Kleintieren Krebs zu erzeugen, um an diesen unnötig gequälten Kreaturen Spirulinas positive Wirkung zu erproben!

Leider ist das Interesse an solchen Studien am Menschen nicht besonders groß, da die pharmazeutische Industrie mehr Profite mit künstlich hergestellten Arzneien macht. Insofern liegt es an jedem Einzelnen, diese Untersuchungen selbst durchzuführen. Gehen Sie zum Arzt und lassen sich ein Blutbild machen. Verlangen Sie eine Abschrift. Nehmen Sie eine Zeitlang Spirulina und gehen Sie danach wieder zum Testen. Sie können dann die Werte vor und nach der Spirulinaeinnahme vergleichen. Wie Sie schon in Kapitel *Welche Reaktionen können vorkommen* lesen konnten, kann es durch den starken Reinigungseffekt der Alge zu mehr oder minder ausgeprägten Reaktionen kommen. Bei einigen Studienteilnehmern traten längst vergessene Beschwerden für eine kurze Zeit auf. Dabei handelte es sich vor allem um Schmerzen in den Gelenken und um Hautunreinheiten, wie Pickel und Mitesser, die als Folgen des einsetzenden Reinigungsprozesses zu werten sind. So auch die häufig genannten Ausscheidungssymptome, wie Schweißausbruch, Durchfall und Vermehrung der Harnmenge.

Einige der 61 Probanden, die folgende Beobachtungen während der Einnahme von Spirulina machen konnten, nannten zwei oder sogar mehrere Symptome:

Schweißausbrüche	12
Übelkeit	9
Durchfall	6

---

ich Spirulinas vorbeugende Wirkung ansprach, unterbrach mich der Onkologe mit den Worten: *Ich halte nichts von Vorbeugemedizin, wir brauchen doch den Krebs wegen der Überbevölkerung (!!!)* Bleibt zu hoffen, dass es sich bei der Ansicht dieses Arztes nicht um eine in der allopathischen Medizin weit verbreitete handelt. Immerhin steht fest, dass die *Krankheitsindustrie* kein Interesse an klinischen Studien zeigt, die Spirulinas gesundheitsfördernde Effekte beweisen könnten. Daher sollten wir selbst die Initiative ergreifen und unsere Blutwerte vor und nach der Einnahme von Spirulina kontrollieren lassen. Am besten Sie erwähnen ihre privaten Forschungen erst gar nicht, da sie sonst womöglich beeinflusst werden könnten.

Blähbauch	6
Verstopfung	5
Wechsel von Durchfall und Verstopfung	5
Kreislaufprobleme, Schwindel	5
Appetitverminderung	5
Appetitzunahme	4
Hautveränderungen	4
Vermehrung der Harnmenge	4
Gelenkschmerzen	3
Herpes-Simplex-Infektion (Lippenbläschen)	3

Spirulinas positive Wirkungen

Die Untersuchungsergebnisse deuten darauf hin, dass die blaugrüne Mikroalge unabhängig von der Ernährung der Teilnehmer Verbesserungen im Gesundheitsstatus zu erzielen vermag. Folgend sind die positiven Auswirkungen auf die jeweiligen Gesundheitsprobleme der Teilnehmer aufgeführt:

Verbesserte Immunfunktion (geringere Infektionshäufigkeit)	23
Energiesteigerung (vermehrte Leistungsfähigkeit)	20
Schmerzlinderung, vor allem von Arthritisschmerzen	17
Verbesserte Leberwerte	16
Reduziertes Hungergefühl und weniger Verlangen nach Süßigkeiten	10
Geringere Phasen von Müdigkeit und Erschöpfung	10
Verbesserte Blutwerte mit höherem Hämoglobinspiegel	9
Verbesserung des Blutzuckerspiegels bei Hyper-/Hypoglykämie	9
Stärkung des Nervensystems	8
Bessere Verdauung	8
Verbesserung beim Ein- und Durchschlafen	8
Weniger Sorgen und Ängste	7
Bessere Wundheilung	6
Verbesserte Blutzirkulation	5
Vermehrte Konzentrationsfähigkeit	4

Spirulina in Verbindung mit starken Medikamenten

Anhand der Daten zeigt sich, dass die Teilnehmer, die öfters mit Penicillin, Sulfonamiden und Kortikosteroiden therapiert wurden, erhebliche Immundefizite aufweisen.

Bei 11 von den 13 anämischen Teilnehmern, die regelmäßig entzündungshemmende Medikamente einnehmen, verbesserten sich die Blutwerte nach vier bis sechs Wochen regelmäßigen Konsums von Spirulina, und der Hämoglobinspiegel lag im Normbereich. Bei 22 Probanden wurden die Leberwerte getestet; sie zeigten allesamt Verbesserungen. Somit kann der Alge eine entgiftende bzw. regenerierende Wirkung bescheinigt werden. Aufgrund dieses die Leber erneuernden und die Nieren entgiftenden Effekts eignet sich der segensreiche Winzling zur begleitenden Behandlung von Chemotherapie und Strahlenbehandlung sowie anderen unsanften therapeutischen Maßnahmen.

Vier von den 12 an Krebs erkrankten Personen der Studie konsumierten die Mikroalge während der Chemotherapie und konnten ihr bestätigen, dass sie Haut, Schleimhäute und Haare schützt. Somit sorgt Spirulina dafür, dass sich die Nebenwirkungen traditioneller therapeutischer Maßnahmen in tolerierbaren Grenzen halten.

Spirulina und Ernährungs- bzw. Lebensweise

Knapp die Hälfte der Teilnehmer (45 %) ernähren sich vorwiegend von Getreide, Brot, Kartoffeln, Gemüse, Salat, Fisch und Geflügel. Obst, Joghurt, Kuchen und *Energieriegel* war die am häufigsten genannte Zwischenmahlzeit.

Zwanzig Probanden gaben an, sich bis zu viermal pro Woche mit Fastfood zu ernähren (Hamburger, Pizza, Curry-Wurst u. a. Würste, Brathähnchen) und regelmäßig Eiscreme oder Kaffeestückchen zu verzehren. Diese Gruppe aß weniger Gemüse, Salat und Obst, als die *Deutsche Gesellschaft für Ernährung (DGE)* empfiehlt; dafür mehr Brot mit Wurst oder Käse und Milchprodukte. Diese Teilnehmer zählen zu jenen typischen Deutschen, aufgrund deren Eßgewohnheiten im Ernährungsbericht 1988 das Schlagwort *Deutsche essen zu viel, zu fett, zu süß und zu salzig* geprägt wurde.

Elf Probanden aßen vegetarische Vollwertkost, wie Getreidebreie (vorwiegend Hirse, Buchweizen und Dinkel), Gemüse, Salat, Obst, vier aßen dazu noch Naturjoghurt, Schafskäse und Freilandeier.

Nur zehn der Freiwilligen bewegen sich täglich eine halbe bis eine Stunde (Joggen, Gehen, Gymnastik, Radfahren). Zwölf Probanden bewegen sich dreimal wöchentlich, vierzehn zweimal pro Woche und sechzehn nur einmal. Neun machten keine Angaben.

Erstaunlich ist die Tatsache, dass Spirulina bei den Probanden unabhängig von ihrer Lebens- und Ernährungsweise positive Wirkungen erzielte. Ob dies nun aber bedeutet, man brauche seinen Lebensstil nicht zu ändern und könne durch den Verzehr der blaugrünen Alge so weiter leben wie bisher, wird jeder für sich selber herausfinden müssen.

IV. VERWENDUNG VON SPIRULINA IN DER KÜCHE

Damit Sie sich langsam an den Algengeschmack gewöhnen, verwenden Sie Spirulina zu Anfang am besten nur mit solchen Lebensmitteln und Gewürzen, die das eigentümliche Aroma neutralisieren, wie z. B. Äpfel, Bananen, Pflaumen, Ananas, Ingwer, Gurken, Zwiebeln, Meerrettich und Sellerie.

Die Gesundheitsexpertin Halima Neumann, die sich mit Spirulina von ihrem Krebsleiden heilen konnte, bereitete mir anläßlich ihres Besuchs in L. A. einen leckeren Drink mit 1 - 2 Bananen, 1 Apfel, 5 - 6 Datteln und 1 Tasse Wasser im Mixer verquirlt. Dieser schmeckte mir so gut, dass ich mir in der folgenden Woche jeden Morgen einen als Frühstücksersatz gönnte. Danach war es mir sogar möglich, Spirulinatabletten wie Bonbons zu lutschen, obwohl mich ihr Geschmack zu Anfang nicht gerade begeistert hatte.

Das Spirulinamehl wird am besten mit wenig Wasser verrührt, da es sonst wie gewöhnliches Mehl Klümpchen bildet. Allerdings, wenn Sie das Algenpulver über Breis, Suppen oder Gemüsegerichte streuen, bindet es sich gut. Es zieht übrigens keine Fäden, wie das bei anderen Algen der Fall ist. Ein Trick, wie man Spirulinamehl leichter in Flüssigkeiten einrühren kann, ist, es mit Kieselerde bzw. Molke-, Gerstengras- oder Mandelpulver zu mischen. Das schnellste Gericht mit Spirulina ist ein Fertigapfelmus, in das einfach 1 - 2 TL Spirulinamehl mit der Gabel eingerührt oder mit einer Banane oder Avocadofleisch zerdrückt wird.

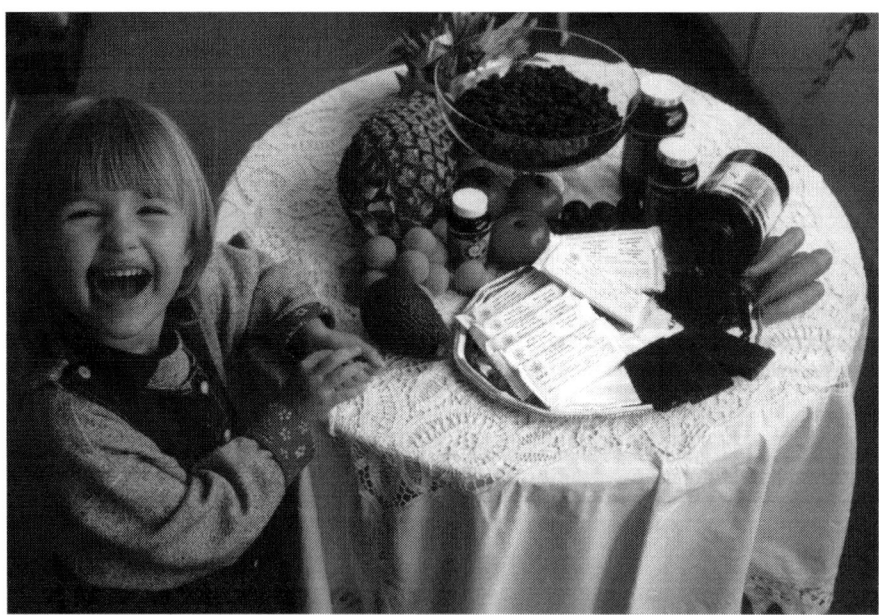

Rezepte

Teelöffel	TL
Esslöffel	EL
Tasse	Ts.
Tropfen	Tr.
gerieben	ger.
gemahlen	gem.
klein (e/n)	kl.
groß (/n)	gr.
Messerspitze	Msp.

Aprikosenschnitten

200 g getr. Aprikosen	und
150 g Datteln oder Feigen	einweichen
150 g Rosinen	waschen, abtropfen lassen,
1 - 2 EL Spirulina	

	Alle Zutaten mit dem Einweichwasser im Mixer pürieren; die Masse in eine Schüssel geben.
150 g Kokosraspeln	am besten frisch sowie
150 g gem. Mandeln	hineinarbeiten und den Teig auf ein mit Perga-

mentpapier oder Alufolie ausgelegtes Back-
blech streichen. Mit Kokosraspeln bestreuen. Je nach Wetterlage kann der
Trockenvorgang an der Sonne geschehen oder im geöffneten Backofen bei
50 Grad Celsius (Kochlöffel dazwischen klemmen, damit die Backofentür
offen bleibt). Nach 6 – 8 Stunden in beliebig große Stücke schneiden und
trocken und luftdicht aufbewahren.

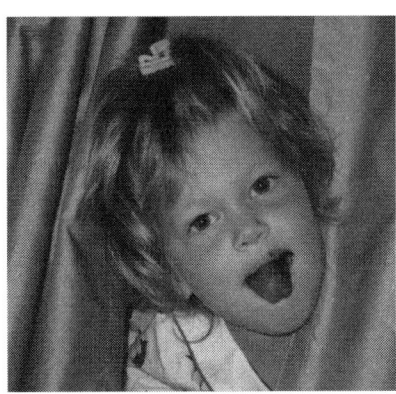

Da hat doch die kleine Anika schon wieder von den leckeren frischen Fruchtschnitten genascht. Der ideale Reiseproviant für grüne Vampire ist zwar für mehrere Monate haltbar, allerdings auch Ratzfatz verputzt.

Ananas-Kiwi-Creme

1 dicke Scheibe Ananas	schälen, Fruchtfleisch in Würfel schneiden,
1 - 2 reife Kiwis	schälen und zusammen mit
2 - 3 EL Süßmolkepulver	und
½ - 1 TL Spirulina	mit einer Gabel zerdrücken.
	Creme über die Ananaswürfel geben

Avocado-Papaya-Shake
1 kleine Avocado,
½ Papaya,
entkernt und geschält mit
1 TL Spirulinamehl und
1 Ts. Wasser
im Mixer verflüssigen. Mit
¼ TL Ingwer- oder Anis-
pulver verfeinern.

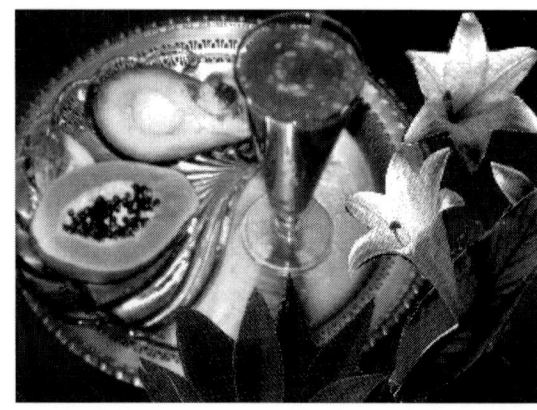

Beerensaft
100 g Beeren   (frisch oder gefroren) mit
1 TL Spirulinamehl,
1 Ts. Wasser   und
etwas Süßkraut (Stevia)   im Mixer verflüssigen
Um diesen Zweifarbeffekt
zu erhalten, ist es notwendig, vor dem Servieren ein
paar Minuten zu warten.

Bei dem Avocado - Papaya-
Shake (siehe oben) veränder-
te sich die Konsistenz nicht

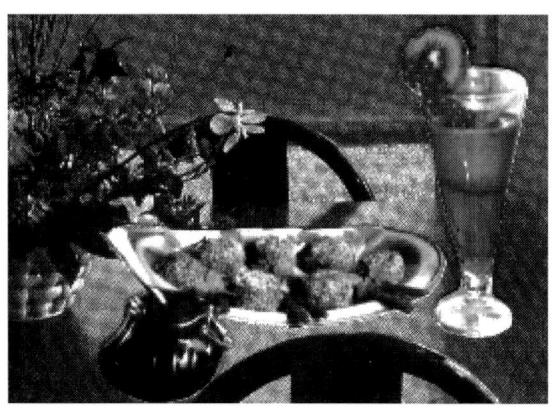

Chicoréesalat
1 – 2 Chicoréepflanzen   waschen, in breite Streifen schneiden
1 Scheibe Ananas   schälen, würfeln und zum Chicorée geben
½ Avocado   Fruchtfleisch mit der Gabel zerdrücken
1 TL Spirulinamehl,
½ TL Kräutersalz   etwas Wasser und
1 Msp. Cayennepulver   unterrühren und über den Chicorée geben

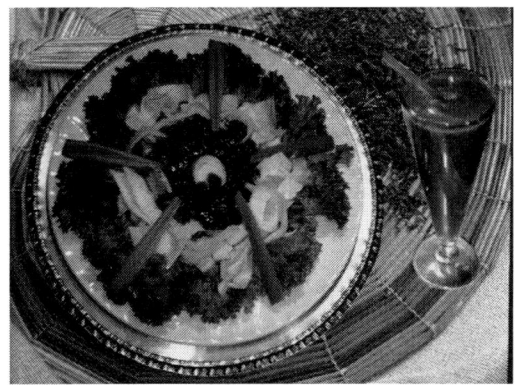

Sollten Sie Avocado nicht mögen, können Sie stattdessen Nuss – oder Mandelmus verwenden. Alternativ eignet sich auch Sesam- oder Walnussöl.

Erbsenpüree

½ Pfund frische junge Erbsen	aus der Schale lösen, alternativ
1 kl. Dose Erbsen *extrafein*	zusammen mit
8 – 10 Oliven oder	dem Fruchtfleisch von
½ Avocado	und
1 TL Spirulinapulver,	
1 Knoblauchzehe,	
1 TL rote Pepperoni,	sowie
½ TL Kräutersalz	

im Mixer pürieren

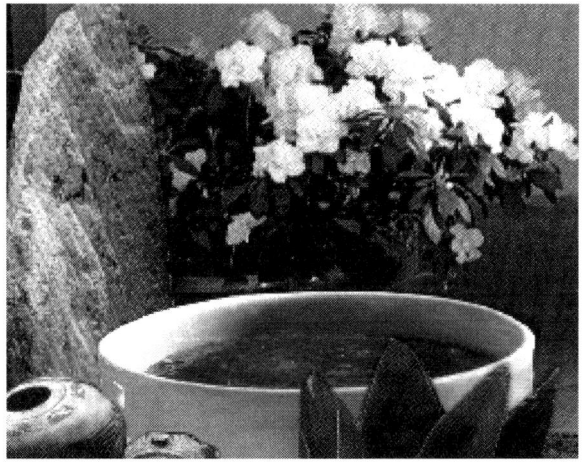

Das Erbsenpüree kann als Dip oder angedickt als Brotaufstrich verwendet werden. Mit rohen Gemüsestreifen garniert, passt es auf jedes Büfett. Es kann aber auch als Beilage zu Getreidegerichten gereicht werden.

Frühlingszwiebelsalat

2 – 3 Frühlingszwiebeln	säubern, zweimal durchschneiden, in feine Streifen schneiden;
1 - 2 kleine Zuchinis	längs vierteln, in dünne Scheiben schneiden, 5 Min. in Butter andünsten, abkühlen lassen;
2 EL Olivenöl	mit
2 TL Spirulina	und etwas Wasser glatt rühren;
1 Knoblauchzehe	zerdrücken und zus. mit fein gehacktem
Basilikum und Thymian	sowie
1 TL Kräutersalz	und
1 Prise Süßholzpulver	in die Salatsoße rühren und dieselbe über das Gemüse verteilen;
½ rote Peperoni	winzige Stücke davon über den Salat streuen

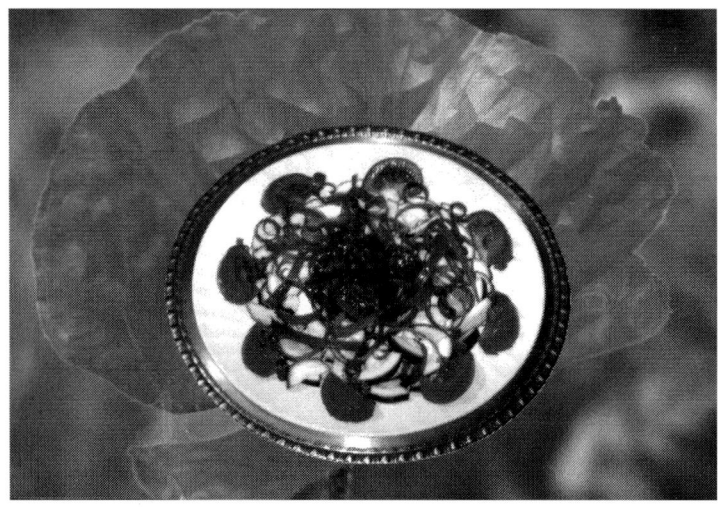

Gemüsepfanne mit Reis

1 - 2 Ts. Reis, natur oder parboiled	mit
2 - 4 Tassen Wasser	zum Kochen bringen und auf kleiner Flamme garen
1 - 2 große Zwiebeln und Gemüsesorten Ihrer Wahl	mit etwas Wasser dünsten. Mit
Kräutersalz und Cayenne	abschmecken
1 TL Spirulina	in
4 - 5 EL kalt gepr. Olivenöl	glattrühren und darübergeben

Gemüse-Shake/Gazpacho

½ Avocado	Kern und Schale entfernen, in Stücke schneiden;
½ rote Paprika	waschen, in Stücke schneiden
½ Salatgurke	gut reinigen, mit Schale in Stücke schneiden;
1 - 2 Stangen Sellerie	waschen, abziehen, zerkleinern und mit
1 - 2 Ts. Wasser	und
1 - 2 TL Spirulinapulver	im Mixer verflüssigen. Mit

½ TL Kräutersalz,
½ TL scharfem Paprika oder Cayenne und ½ TL Ingwer würzen

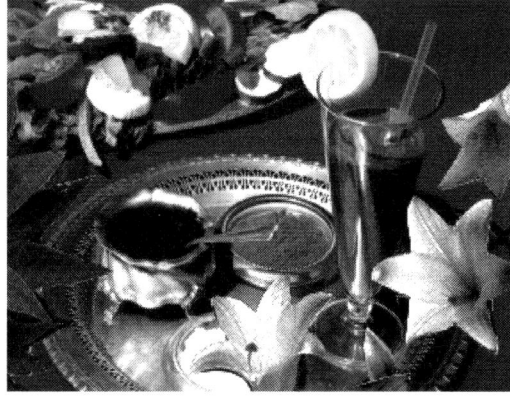

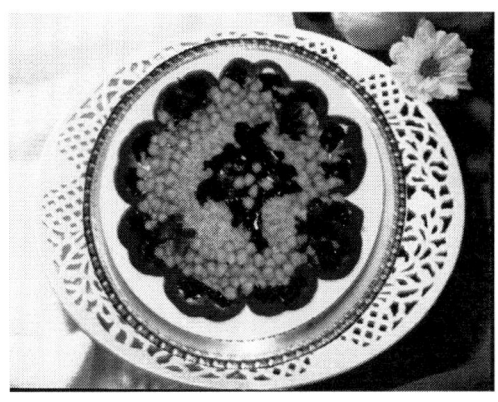

Kichererbsen-„Erdnuss"mus

1 Tasse Kichererbsen
3 EL Soja-Vollmehl
4 - 5 EL Sesamöl
1 TL Spirulina
1 Knoblauchzehe
1 kleine Zwiebel
½ TL Kräutersalz
½ TL Ingwer- oder Fenchelpulver

Kichererbsen über Nacht mit ¼ TL. Meersalz einweichen; mit Wasser bedeckt 30 Minuten lang schonend garen. Das Mehl mit dem Öl glattrühren. Spirulina und Gewürze dazu rühren, die Creme über die Erbsen träufeln. Als Beigabe eignet sich Quinoa, Reis oder Polenta (Maisgries).

Pesto für die Atemwege

1 Bündel Spitz- oder Breitwegerich	auf der Wiese sammeln, zusammen mit
½ Ts. Olivenöl, 1 TL Ingwer, Fenchel oder Anis ½ TL Meersalz	und im Mixer verflüssigen. In ein Schraubglas füllen und mit
2 - 3 TL Spirulina 1 TL Braunalgenpulver	und binden.

Ingwer-Sesam-Paste

40 g Ingwer oder Meerrettich	(falls Sie Ingwer nicht mögen) reiben, mit
40 g Sesam	in der elektrischen Kaffeemühle mahlen
3 EL Süßmolkepulver	und
1 TL Spirulina	mit 4 – 5 EL Wasser vermengen.

Diese köstliche Paste können Sie, wie alle anderen der hier aufgeführten Pasten und Cremes, als Brotaufstrich oder Dip verwenden. Sie eignet sich auch als Basis für Salatsoßen, Tunken, Suppen und Eintopfgerichte.

Mandel-Sesamkuchen

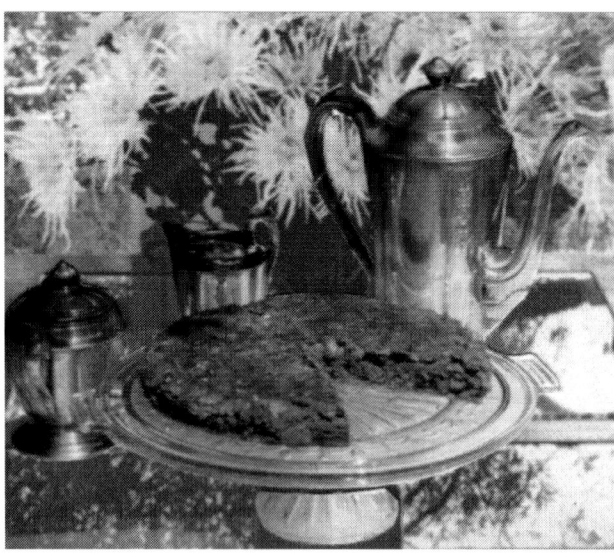

100 g gehobelte Mandeln	mit
100 g Butter,	
2 - 3 EL Honig	und
1 TL Vanille	in einem Topf auf kleiner Flamme zerlassen, umrühren und kalt stellen.

250 g Mandeln	mahlen und
100 g Sesam	in einer Pfanne anrösten oder mahlen
8 Eigelb von freil. Hühnern,	
3 - 4 EL Honig	und
2 - 3 TL Spirulina	im Mixer 3 Minuten lang pürieren Mandeln und Sesam zufügen
8 Eiweiß	steif schlagen und unter die Masse heben

Eine Springform mit Butter gut einfetten, 1 EL Sesam einstreuen, den Teig einfüllen. Danach die erkaltete süße Mandelmasse darauf verteilen und im vorgeheizten Backofen eine Stunde bei 170 Grad backen.

Wenn Sie möchten, dass alle Vitalstoffe und Biokatalysatoren der Alge erhalten bleiben, geben Sie das grüne Mehl nicht dem Teig zu, sondern verwenden Sie es in einer Füllung. Sie können z. B. eine Tasse Mandeln oder Sesam mahlen bzw. rösten, wie beim Belag Honig zerlassen und evtl. mit etwas Sahne, Agar Agar, Kombu, Pectin oder anderen Geliermitteln eine Füllung herstellen. Oder Sie lassen der Einfachheit halber den Belag weg und machen nur eine Füllung. Ihrer Phantasie sind keine Grenzen gesetzt.

Nougatkugeln

5 - 6 EL Sesamsamen	anrösten; zwei Drittel davon zusammen mit
2 - 3 EL Sojamehl,	
1 - 2 EL Carobpulver,	
2 - 3 TL Spirulinamehl,	
4 - 5 EL Sesamöl,	und
2 - 3 EL Flüssighonig	glatt rühren

Aus der festen Masse Bällchen formen, im Rest der gerösteten Sesamsamen wälzen und kalt stellen. Sie können für den Teig den Sesam auch fein mahlen. Oder die Hälfte mahlen, die andere Hälfte rösten.

Süßer Karottenauflauf

4 - 5 Eigelb	mit
4 - 6 EL Sesam- oder Nussöl	schaumig schlagen.
1 EL Spirulinamehl,	
3 - 4 große Karotten	schälen und raspeln
20 - 25 Datteln	kleingeschnitten zufügen.
1 - 2 Ts. gekochte Hirse	oder
6 - 8 EL Mehl	unterrühren.
4 - 5 Eiweiß	steif schlagen und unterziehen. Mit
Süßholz und Zimt oder	nach Wahl würzen

In einer gefetteten Auflauf-
form bei 170 Grad ca. eine
1 Stunde im Backofen bak-
ken.

Sie können den Auflauf
statt mit Datteln auch mit
herzhafteren Ingredienzen
herstellen, z. B. mit Mais
oder Mungobohnenspros-
sen, und mit Kräutersalz
und Cayenne auf pikante
Art schmackhaft machen.

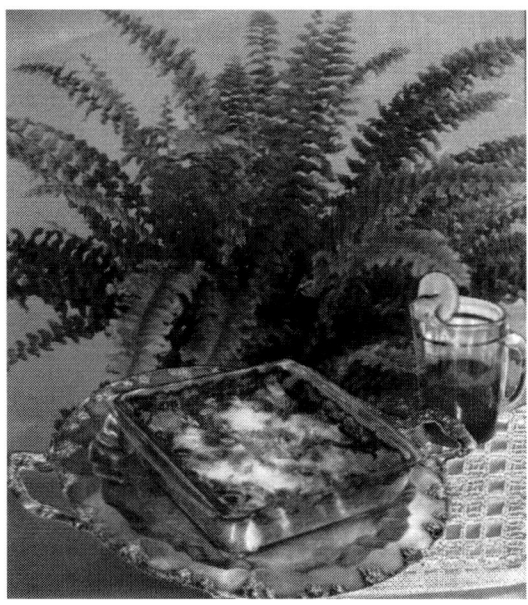

Walnussbällchen

40 g Walnüsse	mahlen.
2 Bananen	zusammen mit
1 TL Spirulinapulver	und dem Walnusspulver mischen
	Bällchen formen, in Walnussmehl wälzen;
	mit je zwei Walnusshälften verzieren.

Walnuss/Mandel-Pflaumenriegel

250 g Trockenpflaumen	zusammen mit
200 g Sultaninen	mit etwas Wasser im Mixer pürieren

200 g Mandeln	
oder Nüsse	grob mahlen, zum Fruchtmus geben
2 EL Spirulinamehl	darüber streuen und untermengen

Die Masse gleichmäßig, etwa ½ cm dick, auf ein mit Pergament oder Alufolie ausgelegtes Backblech streichen; bei 50 Grad und offener Backofentür (Kochlöffel dazwischen klemmen) einige Stunden trocknen lassen. Die Dauer der Trockenzeit hängt vom Feuchtigkeitsgrad der Fruchtmasse ab. Wenn Sie mit Süßmolke- oder mehr Spirulinapulver andicken, geht es schneller.

Wildkräuter-Shake

1 Bund Wildkräuter	(Ackerminze, Borretsch, Wiesenschaumkraut. Sauerampfer, Weidenröschen, Gänseblümchen, Malve, Löwenzahn und was die Wiese sonst noch hergibt) zusammen mit
1 Ts. Wasser,	
2 – 3 EL Olivenöl,	
1 TL Spirulina,	
1 EL Zwiebel	oder
1 Knoblauchzehe	und
¼ TL Kräutersalz	im Mixer verflüssigen.

Für einen cremigen Geschmack ½ Avocado zufügen

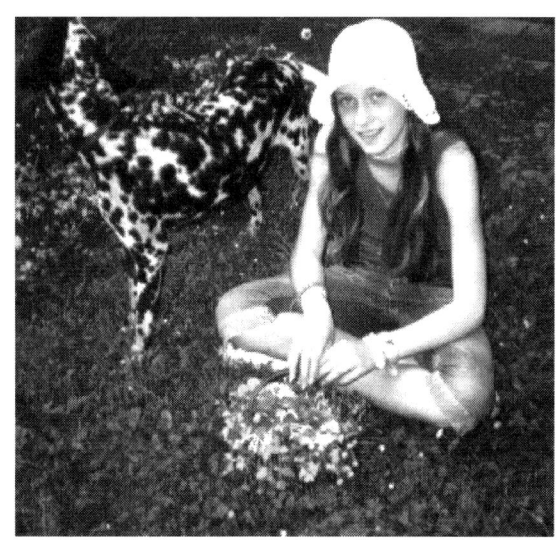

Dieses Körbchen voll mit Wildkräutern wurde fern von Straßen und Abgasen gesammelt. Auf wild wachsenden Pflanzen leben Mikroorganismen, die gut für die Verdauung und das Immunsystem sind. Deshalb und auch wegen des auf Wildkräutern befindlichen Blütenstaubs (Desensibilisierung) ist gründlicheres Waschen in diesem Fall nicht von Vorteil.

Guten Appetit !

SCHLUSSBEMERKUNG UND DANKSAGUNG

Da gibt es die, die die Welt so sehen, wie sie ist, und fragen: Warum? Und dann gibt es die, die die Welt so sehen, wie sie sein könnte, und fragen: Warum nicht?"

George Bernard Shaw

Wir Missionare haben eine fürchterliche Waffe ... wir schreiben ... nicht zum Gefallen aller, aber das Wohl aller im Auge.

Mit diesem Buch möchte ich deutlich machen, dass wir bei regelmäßigem Spirulinakonsum nicht mehr eine Menge verschiedenster Produkte benutzen müssen, da die blaugrüne Wunderalge gegen alles hilft. Sie schützt dabei nicht nur uns, sondern auch unsere Pflanzen, die Erde und das Wasser, das Viktor Schauberger *das Blut der Erde* nannte. Wenn wir weniger chemische Arzneien benötigen, verschmutzen wir die Gewässer und damit unser Trinkwasser weniger. Seit der Fachtagung *Arzneimittel in Gewässern* wissen wir, dass Kläranlagen nicht in der Lage sind, mit dem Urin ausgeschiedene Medikamente bei der Wiederaufbereitung zu eliminieren. Durch den regelmäßigen Konsum der Blaugrünkost werden zudem jährlich Tausende, vielleicht Hunderttausende weniger an iatrogenen Krankheiten[1] leiden müssen. Das Beispiel des vom Markt genommenen Cholesterinsenkers der Firma Bayer hat nicht nur die Debatte erhitzt, ob synthetische Medikamente genügend getestet werden. Es hat uns auch auf folgendes aufmerksam gemacht:

---

[1] Zu solchen durch den Arzt verursachte Krankheiten zählen Candida-Hefepilzinfektionen nach Antibiotikagaben, wenn der Arzt versäumt, die zerstörte Darmflora wieder aufzubauen. Auch Impfkomplikationen (vgl. Dr. Gerhard Buchwald. *Das Geschäft mit der Angst*) nach Grippeimpfungen, vor allem aber nach Dreifachimpfungen der Babys gegen Masern, Mumps und Röteln, die mit Autismus und Darmkrankheiten in Verbindung gebracht werden und nach Impfungen gegen Keuchhusten. Dr. Viera Schreibner gibt nach dreijährigen Tests mit dem *Apnoe Breathing Monitor* für SIDS-gefährdete Säuglinge bekannt, dass Impfungen gegen Keuchhusten die Atmung verlangsamt, manchmal so sehr, dass der Tod eintritt (Simon Jones. A shot in the dark. Investigate April / Mai 2001). Da Pathologen bei Autopsien von plötzlichem Kindstod nie auf Impfkomplikationen untersuchen, kann davon ausgegangen werden, dass die SIDS (Sudden Infant Death Syndrome) kurz nach der Immunisierung des Kindes meist durch Reaktionen des Impfstoffs verursacht werden. Julena Meroti, eine Forscherin der *National Advisory Group on Autopsie Inc.* in Neuseeland deckte vor kurzem die Impfmissstände auf. Auf ihre Anfrage beim Gesundheitsministerium, ob die Impfstoffe je an Menschen getestet worden sind, wurde ihr gesagt, dass die Tests *overseas* durchgeführt worden seien. Doch diese Behauptung wurde durch US-Ärzte widerlegt. Der wohl berühmteste Kinderarzt Dr. Robert Mendelsohn sagte: **Es hat nie einen einzigen Impfstoff in diesem Land (USA) gegeben, der je einer kontrollierten wissenschaftlichen Studie unterzogen worden ist.** Weiter sagte der fortschrittliche Mediziner, es seien niemals 100 Impfkandidaten genommen worden, von denen 50 geimpft und 50 ohne Immunisierung blieben, um das Ergebnis zu testen. Daher ist Dr. Mendelsohn der Ansicht, dass man Leute, die dieses ungeprüfte „Heil"mittel anwenden, als Quacksalber bezeichnen kann (a.a.O.)

Die meisten Ärzte sind überfordert, alle Nebenwirkungen der einzelnen Medikamente zu prüfen, da es viel zu viele gibt und sie den Überblick verlieren

Nun möchte ich noch jenen Personen danken, die sich mit Rat und Tat am Verfassen und der Fertigstellung des vorliegenden Buches beteiligt haben:

RA & Notar Bolko Seifert danke ich für sein spontanes, großzügiges Angebot, einen Großteil dieses Buches auf orthographische Fehler durchzusehen. Claudia Troßmann gebührt mein Dank für die konstruktive Umwandlung meiner Word - Dateien in PDF – Datei und die Umschlaggestaltung..

Des weiteren geht mein Dank an den Jungmediziner Stephan Kuhl, der mich auf dem letzten Vegetarier-Kongress mit einer Menge AIDS-Material überraschte und mich ständig auf die neueste Literatur aufmerksam macht. Dr. Stefan Lanka danke ich für seine Richtigstellung bezüglich des Buches von Michael Leitner (siehe S. 56). Weiterhin bedanke ich mich bei Frau Dr. Ulrike Krallmann-Wenzel für Ihre Unterstützung bei der Suche nach neuen Untersuchungen über die Mikroalge.

Professor Günter Kahl danke ich für seine Informationen über die Enzyme, Dr. Todd Lorenz und Kelly Moorhead von der Fa. *Cyanotech* für Infos, Fotos und Erfahrungsberichte, Marcus Rohrer für Tips, Erfahrungsberichte und Fotos, Dr. Amha Belay für Infos und Fotos, Herrn Richard Hau und Frau Heidi Haager - Bürkert von der Fa. *Sanatur* für Studienergebnisse und Fotos, Roland Mellerovic für Infos und besonders gut gelungenen Fotos, Jürgen Görke für die Kirlian-Fotografien, den Mitarbeitern der Firma Infoplus für ihr *Know how* als Computer *Troubleshooter*. Die wertvollen Beiträge, die viele andere geleistet haben, indem sie mich mit Informationen versorgten, Ideen mit mir diskutierten und Erfahrungsberichte beisteuerten, gebühren alle meinen Dank. Auch wenn ich diese Personen hier gemeinsam aufführe, bin ich mir des individuellen Beitrags jedes einzelnen bewusst:

Barbara Simonsohn, Erwin Albe, Udo Rosenboom, Heide Bayer, Ursula und Werner Keim, Barbara und Heinz Sommer, Marita Rohde, Susanne Würtz, Sylvia Priewe, Hildegard Assmus, Elisabeth Fleischer, Marianne Müller, Renate Janzen, Anneliese Umbreit, Alwine Holschuh ... Und last but not least mein Mann – Dank für alles!

Einer kommt noch im letzten Moment hinzu: Meinem Klassenkameraden möchte ich danken, da er mir gerade noch vor Abgabe des Buches die Gelegenheit bot, Ihnen das gefährliche Denken derer aufzuzeigen, die jene Zeitgenossen als Energie - Freaks bezeichnen, die sich um Nachhaltigkeit bemühen und sich um die nachfolgenden Generationen sorgen. Ich arbeitete in der Agenda-21-Gruppe *Energie* mit und hatte mich auf Solarenergie spezialisiert, weil ich davon überzeugt bin, dass wir keine Atomkraft und kein Erdöl brauchen, da wir Sonne, Wind und Wasser haben. Von Teslas Freie-

Energie-Maschine[1] ganz zu schweigen. Leute, die sich keine Gedanken um schwindende Ressourcen machen, sind in meinen Augen reaktionär und schlichtweg dumm. Sicherlich würde niemand Bill Gates als Energie-Freak bezeichnen, weil er nach Verabschiedung des *neuen Erneuerbare-Energie-Gesetzes ganz* groß in das Solaraktiengeschäft eingestiegen ist.

Abgedroschene Phrasen wie: *Wir können das Rad nicht zurückdrehen*, halten uns nur vom Handeln ab und verhindern, dass wir vom Wagen springen, bevor das Rad bricht! Wir können uns an nachhaltigen Projekten beteiligen, die dem Schutz des Lebens dienen und nicht dem Verfall. Und wir können dabei sogar noch verdienen. Mit einer flächendeckenden Züchtung von Spirulina und der Umstellung auf Alternativenergie durch Sonne, Wind und Biomasse könnten in 10 Jahren Hunger und Arbeitslosigkeit weltweit beseitigt sein. Allein die Sonne liefert fünfzehntausendmal mehr Energie als wir benötigen. Die Angst vor einer Überbevölkerung muss daher nicht sein. Armut muss schon gar nicht sein. Wenn Sie noch einmal zurückblättern auf Seite 15, lesen Sie in der Fußnote, dass wir sogar in der Lage sind, über unsere Kaufkraft noch mehr als die Künastschen 20 % Naturkost zu erzwingen. Dadurch geben wir nicht nur der Erde eine Chance zum Regenerieren, wir können obendrein sogar noch finanzielle Unabhängigkeit gewinnen!

Gutes tun lohnt sich immer!

Wir schaffen unsere Wirklichkeit mit unseren Gedanken. Folgende Worte aus Donald Neale Walschs *Gespräche mit Gott* helfen uns dabei, dass wir den *Himmel auf Erden* hervorbringen. Alles, was sich ereignet, ist die äußerliche physische Manifestation unserer innersten Gedanken, Ideen und Entschlüsse in Bezug auf wer wir sind und wer zu sein wir wählen.

Verdamme daher nicht jene Aspekte des Lebens, die dir zuwider sind, die du ablehnst. Sei statt dessen bestrebt, sie und die Umstände, die sie möglich gemacht haben, zu verändern. Schaut euch die Dunkelheit an, aber verflucht sie nicht. Seid vielmehr ein Licht in der Dunkelheit und verwandelt sie. Lasst euer Licht vor den Menschen leuchten, damit die, die in der Dunkelheit stehen, durch das Licht eures Seins erleuchtet werden, und ihr werdet schließlich alle sehen, wer ihr wirklich seid. Seid Lichtbringer. Denn euer Licht vermag mehr, als nur euren eigenen Weg zu erhellen. Euer Licht kann das Licht sein, das die Welt erhellt (Walsch 1999).

---

[1] Nikola Tesla hatte schon vor rund einem Jahrhundert eine auf dem Phänomen rotierender Energiefelder basierende Freie-Energie-Maschine entwickelt, deren Kommerzialisierung von der erblühenden Elektrizitäts- und Zuliefererindustrie verhindert wurde.

LITERATURVERZEICHNIS

Abrams, Karl.J., Algae to the Rescue! Studio City, CA 1996

Balch, J.F., Balch, P.H., Prescription for Nutritional Healing, New York, 1997

Batmanghelidj, Faridum. Wasser, die gesunde Lösung. Freiburg 1997

Becker , E.W., Jakover, B., Luft, D., Schmülling, R.M. Clinical and biochemical evaluations of the alga Spirulina with regard to its application in the treatment of obesity: a double-blind cross-over study. Nutr. Rep. Int. 33 (1986) 565-74

Benner, K. U. Gesundheit und Medizin heute. Augsburg 1994

Challem, Jack. J., Spirulina, what it is ... the health benefits it can give you, Good Health Guide Series, Keats Publishing Inc. New Canaan Connecticut, 1981.

Clement, G. et al. (inventors; Institute Francais de Petrol, assignee). Wound treating medicaments containing algae. Fr. M. 5279 (Int. Cl. A61k), 11 Sep. 1967.

Collier, Renate. Wie neugeboren durch Darmreinigung. Gräfe und Unzer Verlag, München 1995

Devi, M.A., Venkataraman, L.V., Hypocholestemic effect of bluegreen algae Spirulina platensis in albino rats. Nutr. Rep. Int. 28 (1983) 519-30.

Fukino, H., Takagi, Y., Yamane, Y., Effect of Spirulina (S. platensis) on the renal toxicity induced by inorganic mercury and cisplatin. Eisei Kagaku, 36 (1990) 5

Henrikson, Robert, Earthfood Spirulina, Kenwood, CA 1997

Hayashi, O. et al. Enhancement of antibody production in mice by dietary Spirulina platensis. J.Nutr.Sci. Vitaminol (Tokyo) 40-5 (1994) 431-41

Hayashi, T. et al. Calcium spirulan, an inhibitor of enveloped virus replication, from a blue-green alga Spirulina platensis. J.Nat.Prod. 59-1 (1996) 83-7

Helmke-Hausen, Monika. Die Botschaft der Früchte, Freiburg 1998

Herbert V., G. Drivias, C. Manusselis, B. Mackler, J. Eng, E. Schwartz. Are colon bacteria a major source of cobalamin analogues in human tissues? 24-hour stool contains only about 5 ug of cobalamin but about 100 ug of apparent analogue Trans. Assoc. Am. Phys. 97 (1984) 161-71

Iwata, K., Inayama, T., Kato, T., Effects of Spirulina platensis on plasma lipoprotein lipase activity in fructose-induced hyperlipiemic rats. J. Nutr. Sci. Vitaminol. 36 (1990) 165-71.

Jorjani, G., Amirani, P. Antibacterial activities of Spirulina platensis. Maj. limy Puz. Danisk. Jundi Shap, 1 (1978) 14-18.

Kim, H.M. et al. Inhibitory effect of mast cell-mediated immediate-type allergic reactions in rats by Spirulina. Biochem.Pharmacol. Apr. 1; 55 - 7(1998) 1071-6

Köhler, Barbara et al. Photonenemission. Eine neue Methode zur Erfassung der Qualität! von Lebensmitteln. Deutsche Lebensmittel-Rundschau, Jg. 87, 3 (1991) 78-83

Konz, Franz. Die Dummheit des Menschen ist grenzenlos. In: *Natürlich Leben* Nr. 1 2002

Kugler, Hans et al. Life Extenders and Memory Boosters. Health Quest Publication, Reno, Nevada 1994

Lijima, N., Shimamatszu, H. et al., Antitumor agent and method of treatment therewith; US patent pend., ref. P. 1150-726-A82679, App.15, 1982.

Loseva, L.P., Jurinok, H.W. Ausleitung von Schwermetallen (Blei) mit der Mikroalge Spirulina platensis. In: Naturheilpraxis 05/2000.

Maruta et al., Optimists vs. pessimists: survival rate among medical patients over a 30 year period. Mayo Clinic Proc. 75 (2000) 140-3

Mathew, B., Sankaranarayanan, R. et. al. Evaluation of chemoprevention of oral cancer with Spirulina fusiform. Nutr. Cancer 24 – 2 (1995) 197- 202

Meyer, Marianne E. Spirulina, das blaugrüne Wunder. Aitrang, 5. Aufl. 2001
Stärke dein Immunsystem und heile dich selbst. Aitrang 1999
Wunderwesen Wasser, Michelstadt 2002

Müller-Wohlfahrt, H.-W. So schützen Sie Ihre Gesundheit. München 2000

Nakaya, N., Honma, Y., Goto, Y., Cholesterol lowering effect of Spirulina Nutr. Rep. Int. 37 (1988) 1329-37.

Neumann, Halima, Stop Krebs, MS, AIDS, Starnberg 1997
Grüne Lebenselixiere. Starnberg 1999

Passwater, Richard. The New Supernutrition, Pocket Books, New York 1991

Popp, Fritz-Albert. Biophotonen-Analyse der Lebensmittelqualität. In: Meier-Ploeger, A., Vogtmann. H.(Hrsg.):Lebensmittelqualität (1988) 8-112
Die Botschaft der Nahrung. Zweitausendeins, Frankfurt, 3. Aufl. 2001,

Qureshi, M. A. et al. Immunomodulary effect of spirulina supplementation in chickens. North Carolina State. Pub. in Proc. of 44th Western Poultry Disease Conference, 1995, 117-20.

Salvesen, Christian, Blaugrüne Algen, Ritterhude 1997

Seshadri. C.V. Large scale nutritional supplementation with spirulina alga. All India Coordinated Project on Spirulina. Shri Amm Murugappa Chettiar Research Center (MCRC) Madras, India 1993.

Simonsohn, Barbara. Stevia, sündhaft süß und urgesund. München 1999
Die Heilkraft der AFA-Alge. Goldmann Verlag, München 2000

Takai, Y., Hosoyamada, Y., Kato, T., Effect of water-soluble and water insoluble fractions of Spirulina over serum lipids and glucose resistance of rats. J. Jap. Soc. Nutr Food Sci. 44 (1991) 273-77.

Takeuchi, T., Clinical experiences of administration of spirulina to patients with hypochr. anemia.Tokyo Medical and Dental Univ., Japan, 1978

Taniguchi, Masaharu. Leben aus dem Geiste. Freiburg 1994

Vadiraja, B.B. et al. Hepatoprotective effects of C-phycocyanin: protection for carbon tetrachloride and R-(+)-pulegone-mediated hepatoxicity in rats. Biochem. Biophys. Res. Commun. 19; 249 (1998) 428-31

Walsch, Neale Donald. Gespräche Mit Gott. Band 1-3, München 1997-99

Yoshida, R. (inventor), Spirulina hydrolyzates for cosmetic packs. Japan. Kokai 7731,838 (Int. Cl. A61k7100), 10 Mar. 1977

ANALYSE VON SPIRULINA PLATENSIS

Allgemeine Werte Durchschnitt %	
Protein	60,8 %
Kohlenhydrate	16,7 %
Fette (Lipide)	5,3 %
Mineralien (Asche)	8,3 %
Faserstoffe	6,5 %
Feuchtigkeit	5 %

Essentielle Aminosäuren	g/kg
Isoleucin	33,8
Leucin	50,1
Lysin	27,5
Methionin	13,7
Phenylalanin	27
Threonin	30
Tryptophan	8,8
Valin	38,7

Nichtessentielle Aminosäuren	
Alanin	46,7
Arginin	45
Aspartinsäure	66,9
Cystin	58
Glutaminsäure	87,7
Glycin	31,9
Histidin	12,5
Prolin	25,9
Serin	29
Tyrosin	26,9

Essentielle Fettsäuren	mg/kg
Linolsäure	10450
Gamma-Linolensäure	10633

Pigmente und Enzyme	
Carotinoide (orange)	4145
Phycocyan (blau)	132500
Chlorophyll (grün)	10200
Superoxiddismutase (SOD)	278
Glutathionperoxidase	3,32/g

Nukleinsäure	mg/kg
Ribonukleinsäure (RNS)	2,8
Desoxiribonukleinsäure (DNS)	0,8

Mineralstoffe mg/kg	
Calcium (Ca)	4700
Magnesium (Mg)	4383
Kalium (K)	10243
Eisen (Fe)	807
Phosphor (P)	8400
Natrium (Na)	6540
Zink (Zn)	33
Kupfer (Cu)	12
Mangan (Mn)	40
Chrom (Cr)	25
Selen (Se)	1,3
Germanium (Ge)	6
Lithium (Li)	0,35
Molybdän (Mo)	1,50

Vitamine	
Beta-Carotin (Provit. A)	1900
Vitamin E	15
Vitamin B_1 (Thiamin)	40
Vitamin B_2 (Riboflavin)	38
Vitamin B_3 (Niacin)	155
Vitamin B_5 (Pantothensäure)	8,3
Vitamin B_6 (Pyroxin)	6
Vitamin B_{12} (Cobalamin)	0,4
Folsäure	0,4
Biotin	0,43
Inositol	556,7

Schwermetalle	
Arsen (As)	< 0,10
Blei (Pb)	< 0,29
Cadmium (Cd)	< 0.18
Quecksilber (Hg)	< 0,01

HerbizidePestizide
Nicht nachweisbar

Mikrobiologie	
Gesamtkeimzahl	< 1000 KbE/g
Pilze	< 100 KbE/g
Hefen	< 100 kbE/g

Salmonella	nicht nachweisbar
Staphylococcus	nicht nachweisbar
Escherichia coli	nicht nachweisbar

Dr. phil. Marianne E. Meyer
Am Rosengarten 3
D - 64720 Michelstadt

F R A G E B O G E N
für die Teilnehmer der Spirulina-Studie

Bitte 4 bis 6 Wochen nach der täglichen Einnahme von mindestens zehn Gramm Spirulina ausfüllen. Im Sinne des Datenschutzgesetzes werden Ihre Angaben nicht an Dritte weitergegeben.

Name (freiwillig) ....

Adresse/Tel. ....

....

Alter ...... **Geschlecht (w) / (m)   Gewicht** .... **kg   Körpergröße** ..... **cm**

Raucher/Dauermitraucher/Nichtraucher? (zutreffendes bitte unterstreichen)

Beruf/Beschäftigung: ....
(Zutreff.
Kommen Sie mit Chemikalien, Strahlen, Abgasen in Berührung? unter-
streichen)
Gesundheitsprobleme/Beschwerden:

....

....

Frühere Krankheiten: ....

....
1O g Spirulina (1 EL oder 3 TL Pulver bzw. zwanzig 500-mg-Tabletten) ist die berücksichtigte tägliche Mindesteinnahme, am besten als Zwischenmahlzeit. Da Spirulina sich im Magen ausdehnt, ist es ratsam, mit genügend Flüssigkeit, vorzugsweise Quellwasser, Gemüsebrühe/-saft, Suppe oder frischem Obstsaft, nachzuspülen. Große Mengen alkalischer Flüssigkeiten entgiften den Körper. Um Entgiftungssymptome, wie Übelkeit oder Durchfall auf einem niedrigen Niveau zu halten, ist es in der Eingewöhnungszeit empfehlenswert, die Tagesdosis in mindestens drei Portionen einzunehmen.

1. Wieviel Spirulina haben Sie genommen? ....

2. Wie viele Portionen über den Tag verteilt?...

3. Ihre Erfahrungen ....

....

....

4. Welche Art von Bewegungstraining verrichten Sie?
Bitte kreuzen Sie an, welche Betätigungen Sie täglich (t) bzw.
wöchentlich (w) durchführen
Bei wöchentlich: Ggf. wie oft? (... mal w.)

Schwere körperliche Arbeit	(t) / (w)	(.... mal w)
Gehen/Wandern	(t) / (w)	(.... mal w)
Schwimmen	(t) / (w)	(.... mal w)
Gymnastik	(t) / (w)	(.... mal w)
Radfahren	(t) / (w)	(.... mal w)
Joggen	(t) / (w)	(.... mal w)
Tanzen	(t) / (w)	(.... mal w)
Yoga	(t) / (w)	(.... mal w)
Andere Bewegungsarten		
....	(t) / (w)	(.... mal w)

5. Beschreiben Sie Ihre übliche tägliche Kost während der Untersuchung inklusive Getränke; am besten notieren Sie Ihre Kost der vergangenen zwei Tage:

Frühstück ....

....

Mittagessen ....

....

Abendessen ....

....

Zwischenmahlzeiten ....

....

6. Nehmen Sie neben der Nahrung ergänzende Mittel ein (Vitamine, Mineralien, Elixiere oder Kräuter) ? Wenn ja, welche:

....

7. Welche Drogen bzw. Medikamente (legale/illegale/ärztl. verordnete) nehmen Sie zur Zeit ein?

....

....

8. Welche Drogen bzw. Medikamente haben Sie in der Vergangenheit, vom Kindesalter an eingenommen?

....

9. Konnten Sie irgendwelche ungewöhnlichen Beobachtungen während der Einnahme von Spirulina beobachten?

....

....

10. Haben Sie irgendwelche Veränderungen bemerkt bei:

- (a) Verdauung
- (b) Appetit
- (c) Schlaf
- (d) Allgemeinzustand
- (e) Zirkulation
- (f) Urin
- (g) Stuhl
- (h) Haut/Flecken
- (I) Gedächtnis
- (j) geistige Verfassung /Stimmungslage
- (k) andere beobachtete Umstellungen

....

Kennzeichnen Sie bitte die betreffenden Veränderungen und erklären Sie diese evtl. auf einem gesonderten Blatt. Ebenso Ihre weiteren Erfahrungen, die Sie während der Ausscheidungsphase machen konnten. Oder alles, was Sie Ihren Zustand betreffend beitragen möchten. Jede Aussage ist für die Analyse von Bedeutung. Es kann zu den verschiedensten körperlichen Anzeichen kommen, die jedoch generell eine Reaktion auf die ingang gesetzte Entgiftung darstellt und als *Heilkrise* bezeichnet wird. Es können frühere Krankheiten in Kurzform der Reihe nach wiederaufleben.

Auf Ihrem Weg zu immer strahlenderer Gesundheit
wünsche ich Ihnen alles Gute!

HERZLICHEN DANK FÜR IHRE MITARBEIT!

FÜR IHRE NOTIZEN